NOUVELLES LEÇONS

SUR LES

PARALYSIES DES MUSCLES

DE L'ŒIL

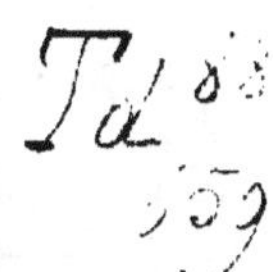

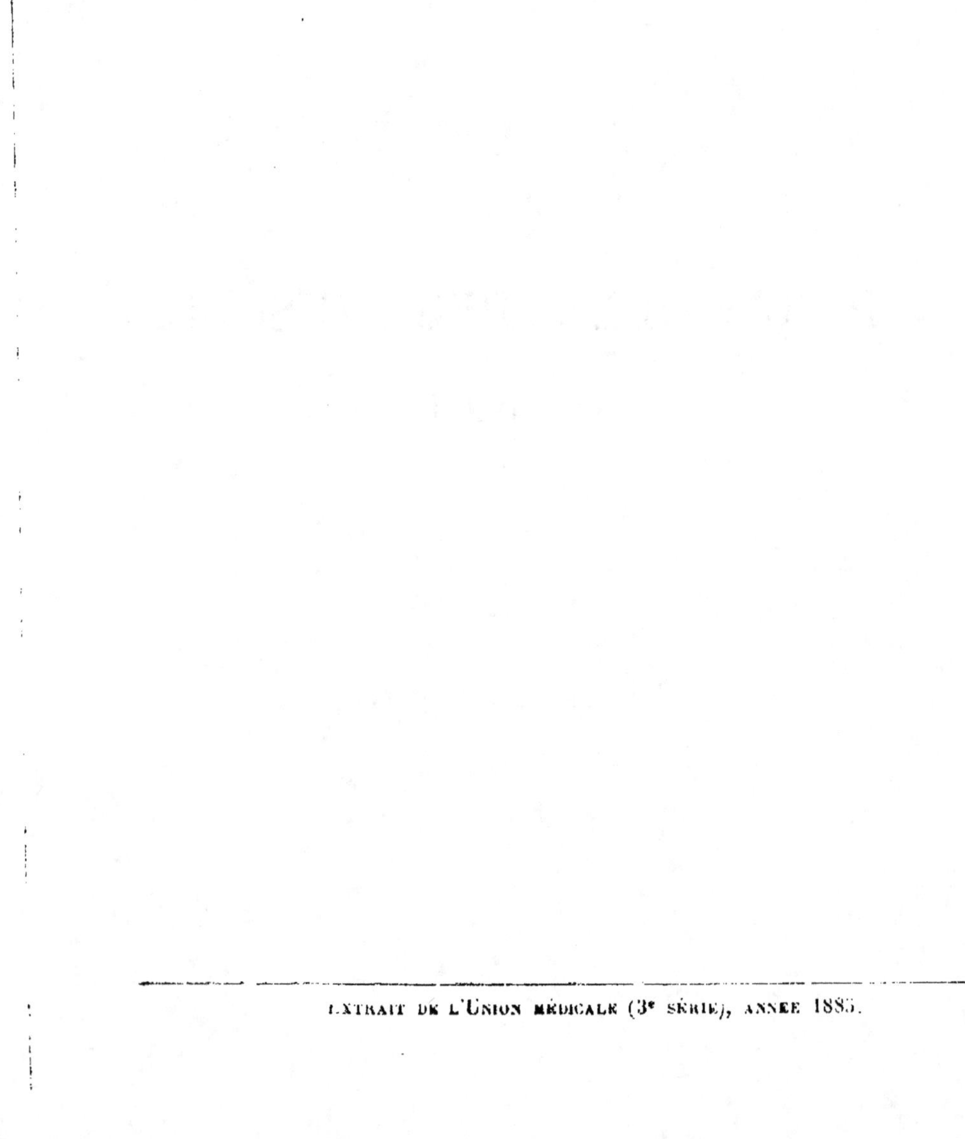

NOUVELLES LEÇONS

SUR LES

PARALYSIES DES MUSCLES

DE L'ŒIL

FAITES A LA CLINIQUE OPHTHALMOLOGIQUE DE L'HOTEL-DIEU

PAR

Le professeur PANAS

RECUEILLIES ET PUBLIÉES

Par **E. BLANC,** interne des hôpitaux

Avec cinq figures intercalées dans le texte.

PARIS

ADRIEN DELAHAYE ET **ÉMILE LECROSNIER,** ÉDITEURS

PLACE DE L'ÉCOLE-DE-MÉDECINE

—

1886

NOUVELLES LEÇONS

SUR LES

PARALYSIES DES MUSCLES DE L'ŒIL

FAITES A LA CLINIQUE OPHTHALMOLOGIQUE DE L'HOTEL-DIEU

Par M. le professeur **PANAS**

Recueillies par E. BLANC, interne des hôpitaux.

———

Messieurs,

Avant d'aborder l'étude des paralysies oculaires, je dois vous rappeler brièvement, pour que vous puissiez suivre ces leçons avec profit, certains faits anatomiques relatifs au globe oculaire et aux muscles qui le meuvent. Nous étudierons ensuite l'action de ces muscles, qui est beaucoup plus complexe qu'on ne le croyait autrefois et dont une connaissance exacte est aujourd'hui indispensable non seulement à l'oculiste, mais encore au médecin.

Les muscles intrinsèques de l'œil sont au nombre de six : quatre droits et deux obliques.

Les quatre muscles droits, désignés respectivement sous les noms de droit supérieur, droit inférieur, droit interne et droit externe, partent du sommet de l'orbite, où ils se fixent au tendon de Zinn et à la gaîne du nerf optique. De ce point, ils se dirigent en divergeant d'arrière en avant et de dedans en dehors, traversent la capsule de Tenon, abordent le globe oculaire et viennent s'insérer sur la sclérotique, à une distance du bord de la cornée, qui varie un peu suivant le muscle que l'on considère. L'insertion du droit interne en est distante de 5 millimètres, celle du droit inférieur de 6, celle du droit externe de 7, et enfin le droit supérieur se fixe à 8 millimètres du bord cornéen.

L'insertion antérieure des muscles droits se fait donc suivant une spirale dont le point le plus rapproché de la cornée est représenté par l'insertion du droit interne et le point le plus éloigné par celle du droit supérieur.

Rappelez-vous seulement que le droit interne s'insère à 5 millimètres de la cornée; vous n'aurez ensuite qu'à suivre la spirale qui représente la ligne d'insertion des autres muscles à la sclérotique et à ajouter 1 millimètre par muscle, pour avoir la distance qui sépare leur insertion du bord cornéen. La connaissance exacte de ces insertions antérieures est d'une importance capitale pour l'opération du strabisme. Elles se font chacune par l'intermédiaire d'un tendon nacré, à fibres parallèles, large de 8 à 10 millimètres, qui contracte avec la capsule de Tenon des rapports dans le détail desquels nous ne pouvons revenir aujourd'hui.

Plus l'insertion est voisine de la cornée, plus grande est la force du muscle. Le droit interne est beaucoup plus puissant que son antagoniste le droit externe, et cela devait être, car l'adduction est le mouvement actif, nécessité à chaque instant pour les besoins de la convergence. L'abduction, au contraire, n'est presque jamais utilisée. C'est la position de repos de l'œil, celle qu'il prend, par exemple, dans le sommeil chloroformique.

Muscles obliques. — Au nombre de deux : le grand oblique et le petit oblique.

Le grand oblique naît au sommet de l'orbite, se dirige en avant et un peu en haut, et, parvenu à l'angle supéro-interne de la base de cette cavité, se réfléchit dans une poulie pour se porter ensuite en dehors et en arrière vers l'hémisphère postérieur de l'œil, à la partie supérieure et externe duquel il s'insère. Au point de vue de l'action du muscle, on ne doit tenir compte que de la portion réfléchie et raisonner comme si le grand oblique naissait réellement de l'angle supéro-interne de la base de l'orbite. D'ailleurs, chez certaines espèces animales, les oiseaux, par exemple, la portion directe manque et le muscle n'est représenté que par sa portion réfléchie.

Le muscle petit oblique naît du plancher de l'orbite, au voisinage du sac lacrymal, se dirige en arrière et en dehors et va se fixer à la sclérotique, à la partie inférieure et externe de l'hémisphère postérieur de l'œil.

Indépendamment de la motilité que chacun d'eux imprime isolément au globe oculaire, les quatre muscles droits, envisagés dans leur ensemble, ont une fonction commune : celle de maintenir l'organe et de l'attirer en arrière. Ainsi, l'œil retenu en avant par le système des muscles obliques, qui ont leur insertion fixe vers la base de l'orbite, entraîné en arrière par les quatre muscles droits, est en quelque sorte suspendu dans l'orbite. Chez les animaux, dont le regard est ordinairement dirigé en bas, un muscle est spécialement destiné à retenir l'œil dans sa cavité osseuse. C'est le muscle *choanoïde* ou suspenseur de l'œil. Moins le regard en bas est habituel à un animal, moins le muscle est développé. Chez l'homme, il n'existe plus ou n'est plus représenté que par les fibres musculaires lisses annexées à la capsule de Tenon. Cette suspension de l'œil dans sa cavité par les muscles qui le meuvent explique la protusion du globe oculaire, qui survient après la section d'un des muscles droits, et la diminution de la fente palpébrale dans le strabisme, par suite de la rétraction d'un des muscles.

Quand on fait la strabotomie d'un seul côté, cette protusion unilatérale du globe oculaire peut entraîner parfois une différence de largeur considérable entre les fentes palpébrales et de l'asymétrie dans la physionomie. Aussi de Graefe avait-il proposé de faire, après la section du tendon, une petite suture conjonctivale pour remédier à cette difformité.

Par contre, l'avancement du tendon, opération dont l'idée première revient à M. J. Guérin, rend les muscles non seulement plus rotateurs, mais encore plus rétracteurs.

L'œil, ainsi suspendu dans l'orbite, tourne sous l'action des muscles qui le font mouvoir autour d'un centre de rotation à peu près invariable M, situé à 2 millimètres environ en arrière du centre géométrique de la sphère, sur l'axe antéro-postérieur de l'œil, plus près, par conséquent, du pôle postérieur que de la cornée. L'œil tournant en M, l'axe du mouvement présente deux bras inégaux à partir du point M, de façon que le pôle postérieur de l'œil se déplace moins que la cornée. On a agité la question de savoir si, dans les positions extrêmes, ce centre de rotation M ne se déplace pas. La question n'est pas résolue; mais on peut dire dès maintenant que, si ce déplacement existe, il est trop peu considérable pour qu'il y ait à s'en préoccuper.

Le point M forme le sommet d'un angle ouvert en avant, qui est compris entre la ligne du regard, c'est-à-dire la ligne qui réunit le centre M à l'objet fixé, et l'axe géométrique de l'œil. C'est ce qu'on nomme l'angle *gamma*.

Il ne faut pas le confondre avec l'angle *alpha*, compris entre la ligne visuelle et l'axe de la cornée. Quand la ligne visuelle, qui va de la macula à l'objet fixé, passe exactement par le centre de la cornée, elle se confond avec l'axe de l'ellipsoïde dont cette membrane forme la calotte, et, par suite, l'angle *a* n'existe plus. Lorsque la ligne visuelle passe en dehors du centre de la cornée, on dit que l'angle *a* est négatif; il est positif, au contraire, quand la ligne visuelle passe en dedans. C'est surtout lorsque l'angle *a* est positif, qu'il peut atteindre de grandes dimensions, allant jusqu'à 10 et 12 degrés. Les lignes visuelles, passant alors notablement en dedans du centre des cornées, celles-ci sont tournées en dehors, et l'individu semble atteint de

strabisme divergent, bien qu'il ait en réalité des lignes visuelles parallèles.

C'est là un phénomène assez fréquent chez les hypermétropes; on lui
donne le nom de *strabisme divergent apparent.*

La ligne visuelle, qui forme l'un des côtés de l'angle α, et la ligne de
regard, qui limite l'angle γ, sont deux lignes différentes, et il ne faut pas
les prendre l'une pour l'autre. Toutes deux se rejoignent, il est vrai, vers
l'objet fixé; mais, dans l'intérieur de l'œil, elles sont assez distantes l'une
de l'autre et la ligne visuelle, qui doit passer par les points nodaux de
l'œil, tout près de la face postérieure du cristallin, se trouve croiser l'axe
antéro-postérieur de l'œil à 5 millim. 1/2 environ en avant de la ligne de
regard, qui n'atteint l'axe antéro-postérieur qu'au niveau du centre de rotation M, à 2 millimètres en arrière du centre optique. La ligne visuelle passe
donc en avant de ce dernier centre, la ligne de regard en arrière, toutes deux
forment donc, entre elles, un angle très aigu ayant pour sommet le point
fixe, et, pour base, la distance qui sépare le point M du prolongement de la
ligne visuelle des points nodaux vers la macula. Cette distance étant très
minime, on admet, en pratique, que ces deux lignes n'en font qu'une.

Nous aurons à parler souvent du *méridien vertical* de l'œil et de ses
inclinaisons variables. On désigne, sous le nom de méridien vertical, un
plan vertical passant par l'axe antéro-postérieur de l'œil et croisant, à
angle droit, le méridien transversal de l'organe. Le méridien vertical a donc
deux extrémités : l'une supérieure, l'autre inférieure. C'est toujours à l'extrémité supérieure qu'on fait allusion quand on parle d'inclinaison en
dedans ou en dehors du méridien vertical. Ces inclinaisons correspondent
à des mouvements de rotation ou de roulis du globe oculaire sur son axe
antéro-postérieur.

Action des muscles de l'œil. — Celles du droit interne et du droit externe
sont fort simples. Ces muscles attirent purement et simplement de leur
côté le méridien horizontal de l'œil. Le muscle droit externe est purement
abducteur, le muscle droit interne purement adducteur et aucun d'eux n'a
d'influence sur le méridien vertical. Quand il y a paralysie d'un de ces
muscles, on aura de la diplopie homonyme ou croisée, mais, en aucun
cas, l'image fautive ne sera inclinée, à moins que quelque autre muscle
ne soit frappé en même temps.

L'action du droit inférieur et du droit supérieur est plus complexe et
n'est élucidée parfaitement que depuis peu d'années. Le muscle droit supérieur est élévateur de la pupille, le droit inférieur abaisseur de la pupille;
mais, à côté de cette action principale, connue depuis longtemps, ces mus-

cles ont des actions accessoires qui dérivent de leur direction par rapport à l'axe antéro-postérieur de l'œil, et qui sont d'ailleurs confirmées en clinique par l'étude de la diplopie qui survient dans leur paralysie. Je vous ai dit que le plan des muscles droit supérieur et droit inférieur est obliquement dirigé d'arrière en avant et de dedans en dehors ; il se croise donc avec l'axe optique, lequel est directement antéro-postérieur, de façon à former avec celui-ci un angle de 20 degrés environ, ouvert en arrière. Or, comme ce croisement se fait au-devant du centre M, des mouvements de l'œil, les muscles droit supérieur et inférieur ont accessoirement pour action d'attirer en dedans l'extrémité antérieure de l'œil, c'est-à-dire d'être légèrement adducteurs de la pupille.

Ce n'est pas tout : le droit supérieur, en même temps qu'il élève la pupille et qu'il l'attire en dedans, incline de ce côté le méridien vertical, il est donc encore accessoirement rotateur en dedans du méridien vertical.

Le droit inférieur, par les mêmes raisons, est adducteur en même temps qu'abaisseur de la pupille. De plus, il attire en dedans l'extrémité inférieure du méridien vertical, et porte, par conséquent, en dehors l'extrémité supérieure de ce méridien. Il est donc accessoirement rotateur en dehors du méridien vertical.

Le tableau suivant résume les actions principales et accessoires des muscles droit supérieur et inférieur.

	ACTIONS PRINCIPALES	ACTIONS ACCESSOIRES
Droit supérieur.......	Élévateur de la pupille..	Adducteur. Rotateur en dedans.
Droit inférieur.........	Abaisseur de la pupille..	Adducteur. Rotateur en dehors.

Mais, Messieurs, il ne faudrait pas conclure, des actions adductrices accessoires des muscles droit supérieur et droit inférieur, que l'action adductrice combinée de ces deux muscles peut suppléer l'action du droit interne quand ce muscle vient à être paralysé. La clinique nous apprend, en effet, que tout mouvement, même partiel, d'adduction est impossible lorsque le muscle droit interne ne fonctionne plus, ce qui implique l'absence absolue de suppléance dans ce mouvement de la part des muscles droit inférieur et supérieur. Et cela devait être, car ces deux muscles, qui sont des antagonistes, ne peuvent en aucune circonstance travailler ensemble.

Le même raisonnement s'applique aux muscles obliques : tous deux sont abducteurs et pourtant, quand le droit externe est paralysé, leur action combinée ne peut entraîner la moindre abduction. Cela tient également à ce que l'oblique supérieur et l'oblique inférieur sont essentiellement antagonistes et ne peuvent, en aucun cas, s'associer dans un mouvement commun. L'influence accessoire des muscles droit supérieur et inférieur sur le méridien vertical rend compte de l'inclinaison des images qui accompagne la diplopie verticale dans la paralysie de ces muscles. Cette circonstance faisait croire naguère à une participation des muscles obliques à la paralysie, erreur grosse de conséquence quand elle survenait dans l'abaissement de la pupille, puisqu'elle impliquait l'impuissance fonctionnelle du grand oblique, c'est-à-dire d'un muscle innervé par une autre paire nerveuse.

Les muscles obliques ont également une triple action que les travaux de de Graefe ont bien fait connaître et qu'il faut étudier en suivant du regard les évolutions d'un vaisseau ciliaire, voisin de la cornée, pendant les mouvements de rotation de l'œil, qui sont essentiellement commandés par eux. Le grand oblique est rotateur en dedans et le petit oblique rotateur en dehors du méridien vertical. C'est là leur action principale. Accessoirement, tous deux sont légèrement abducteurs de la pupille, puisque leur insertion fixe est en dedans et leur insertion mobile, en dehors et en arrière du centre de mouvement. Accessoirement encore, le petit oblique est élévateur et le grand oblique abaisseur de la pupille.

Tandis que l'adduction et l'abduction n'exigent que le fonctionnement d'un seul muscle, l'élévation directe ou l'abaissement direct nécessite la participation des muscles obliques pour corriger les actions accessoires des muscles droits supérieur et inférieur.

Ainsi, l'élévation directe exige le concours du droit supérieur et du petit oblique. Agissant seul, le droit supérieur élèverait la pupille; mais, en même temps, il serait adducteur et rotateur en dedans du méridien vertical. Ce sont ces actions accessoires que vient contrebalancer le petit oblique, qui est, comme je vous l'ai dit, abducteur et rotateur en dehors, tandis que sa légère action élévatrice s'associe et s'ajoute à celle du droit supérieur. Le grand oblique a sur le muscle droit inférieur une influence correctrice et adjuvante analogue dans l'abaissement de la pupille, ainsi que vous pouvez le constater sur ces schémas :

Œil droit. -- Élévation.

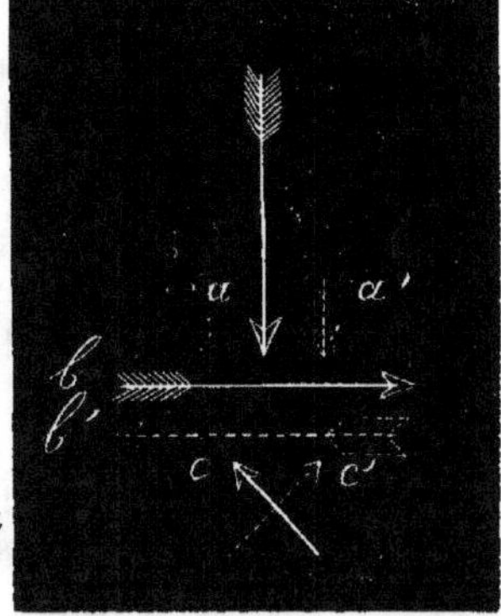

Côté temporal.

Côté nasal.

Flèches pleines : droit supérieur.
Flèches ponctuées : petit oblique.

a. b. c. Action principale et actions accessoires du droit supérieur.

a' b' c' Influence adjuvante (*a'* et correctrice (*b'* et *c'*) du petit oblique dans l'élévation directe.

Œil droit. — Abaissement.

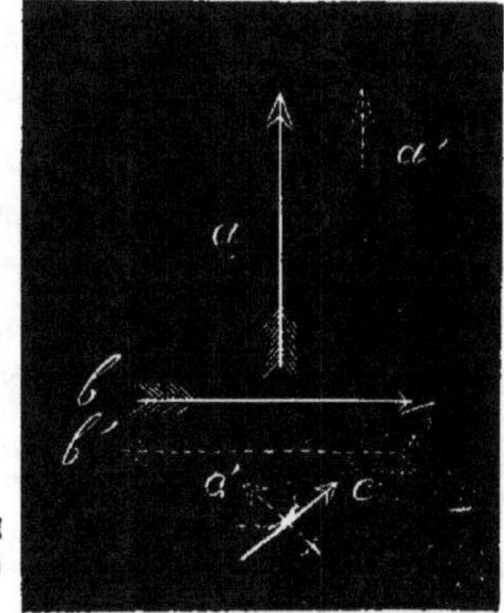

Flèches pleines : droit inférieur.
Flèches ponctuées : grand oblique

Côté temporal.

Côté nasal.

a. b. c. Actions principales et accessoires du droit inférieur secondées.

a' b' c' Influence adjuvante (*a'* et correctrice (*b'* et *c'*) du grand oblique dans l'abaissement direct.

Si nous désignons par le chiffre 5 la valeur totale de l'élévation ou de l'abaissement, les 4/5es reviennent aux muscles droits supérieur et inférieur, qui sont des élévateurs et abaisseurs essentiels. La diplopie verticale est donc bien plus importante dans la paralysie de ces muscles que dans celle des obliques, qui ne donne lieu à de la diplopie verticale que dans les positions extrêmes du regard ou quand on la recherche à l'aide d'un verre coloré. Un savant, que j'ai eu occasion de soigner d'une paralysie de la quatrième paire, et qui s'étudiait avec soin, avait remarqué qu'il n'avait de la diplopie que lorsqu'il dirigeait son œil fortement en bas et en dehors, comme cela lui arrivait quand il regardait dans la rue, depuis sa fenêtre.

Nous reviendrons plus loin, avec détails, sur la diplopie; mais sachez, dès maintenant, que l'image fautive est toujours extériorée dans le sens du muscle lésé, et qu'elle est d'autant plus accentuée qu'on dirige davantage le regard du côté paralysé.

Quand l'un des deux muscles obliques ou droits, nécessaires à l'acte combiné de l'élévation ou de l'abaissement, sera paralysé, il y aura donc diplopie verticale avec inclinaison de l'image fautive, et le sens de l'inclinaison nous permettra de dire lequel des deux élévateurs (droit supérieur et petit oblique) ou des deux abaisseurs (droit inférieur et grand oblique) est frappé d'impuissance. Or, ce diagnostic, permettez-moi de vous le rappeler, a une certaine importance pratique, surtout lorsqu'il s'agit des abaisseurs, qui sont innervés par deux paires nerveuses différentes.

Nerfs moteurs du globe oculaire. — Ce sont les nerfs des troisième, quatrième et cinquième paires.

Le moteur oculaire commun a son origine apparente au niveau de l'espace interpédonculaire. En ce point, les troncs nerveux droit et gauche sont juxtaposés, de sorte qu'une lésion unique peut les intéresser tous les deux. Parvenu dans l'orbite, l'oculo-moteur donne un bouquet de rameaux nerveux qui se distribuent aux muscles releveur de la paupière, droit supérieur, droit inférieur, droit interne et petit oblique. Du rameau qui se rend à ce dernier muscle naît un filet qui va se jeter dans le ganglion ophthalmique, pour participer à la formation des nerfs ciliaires, de sorte que la troisième paire innerve non seulement la plupart des muscles extrinsèques de l'œil, mais encore le muscle de l'accommodation et le sphincter de la pupille. Nous verrons plus loin, avec détails, que la paralysie de ce nerf peut être complète ou incomplète, qu'elle peut se limiter aux muscles intérieurs de l'œil et se traduire uniquement par de la mydriase et la perte de l'accommodation, et qu'elle peut également respecter le muscle ciliaire et le sphincter de la pupille et ne frapper qu'un ou plusieurs des muscles extrinsèques de l'œil. Elle se cantonne assez souvent dans le releveur de la paupière, d'où résulte un ptosis qui attire tout de suite l'attention.

Les nerfs de la sixième paire émergent du sillon qui sépare le bulbe rachidien de la protubérance. Ce n'est là que leur origine apparente. Ces nerfs, longs et assez grêles, pénètrent dans l'orbite par la fente sphénoïdale et vont innerver un seul muscle : le droit externe. Lors donc que ce muscle est paralysé, il s'agit, sans aucun doute, d'une paralysie de la sixième paire. Ces nerfs contractent un rapport important avec le sommet du rocher. En ce point, ils sont en contact avec une fine lamelle osseuse sur laquelle ils portent pour ainsi dire à faux, ce qui les expose à être facilement lésés dans les traumatismes céphaliques, même légers. La paralysie du droit externe peut donc être le seul symptôme d'une fêlure de la base du crâne intéressant le sommet du rocher.

Les nerfs pathétiques ou de la quatrième paire naissent un peu en arrière des tubercules quadrijumeaux, pénètrent dans l'orbite par la fente sphénoïdale et vont innerver le muscle grand oblique.

En résumé, tous les nerfs moteurs de l'œil passent par la fente sphénoïdale et, si une tumeur se développait en ce point, elle pourrait réagir sur la totalité de ces nerfs, tandis que, si la même tumeur se développait un peu plus en avant, dans l'orbite même, les nerfs pourraient être affectés isolément.

Un autre rapport important est celui que ces trois paires nerveuses affectent avec la paroi du sinus caverneux. En ce point, une tumeur, même de petit volume, un anévrysme artério-veineux (Nélaton) peut donner lieu à des paralysies multiples.

Noyaux centraux des nerfs moteurs de l'œil. — Je ne vous ai parlé jusqu'ici, Messieurs, que du trajet extra-cérébral et de l'origine apparente de ces nerfs. Les anciens ne poussaient pas leurs investigations au delà, mais l'anatomie a fait des progrès et on sait aujourd'hui que l'origine réelle de ces organes est plus profonde. On sait que les nerfs moteurs de l'œil sont actionnés par des groupes de cellules motrices qui représentent le prolongement bulbo-protubérantiel des cornes antérieures de la moelle. Ces groupes cellulaires, échelonnés dans le bulbe, la protubérance et jusque dans le troisième ventricule prennent le nom de noyaux moteurs et représentent l'origine réelle des nerfs. Il est indispensable de connaître exactement le siège et les connexions de ces noyaux, puisque leur altération peut entraîner une paralysie plus ou moins complète du nerf qu'ils animent, aussi bien qu'une lésion qui occuperait les branches ou le tronc même du nerf. Vous voyez donc, Messieurs, que lorsque vous vous trouverez en face d'une paralysie oculaire, vous n'aurez fait qu'un diagnostic incomplet quand vous aurez constaté que tel ou tel nerf est paralysé, si vous ne vous élevez ensuite du symptôme à la lésion. Vous devrez donc rechercher l'origine de la perturbation motrice, si elle siège dans l'orbite ou à la base du crâne, sur le trajet basilaire du nerf, ou si, au contraire, la paralysie est commandée par un processus intra-cérébral qui peut intéresser les noyaux moteurs du bulbe ou remonter beaucoup plus haut dans les centres nerveux, jusque dans les circonvolutions. Quand vous aurez déterminé le siège de la lésion, vous devrez en préciser la nature en recherchant les conditions étiologiques de son développement, et, constatant, par exemple, une paralysie de la troisième paire, prendre ce symptôme comme point de départ pour découvrir une ataxie locomotrice, une syphilis, une tumeur cérébrale, une sclérose en plaques ou toute autre maladie à déterminations encéphaliques, en tenant compte des allures de la paralysie elle-même et de l'état général du sujet.

Mais il faut avant tout posséder à fond son anatomie des centres nerveux, notamment celle des noyaux moteurs des nerfs crâniens que vous voyez représentés sur ces belles planches que M. le professeur Sappey a lui-même dessinées et qu'il m'a obligeamment prêtées.

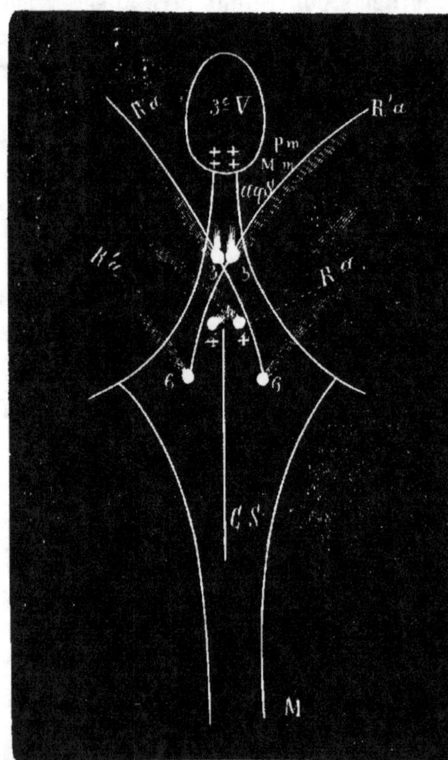

Schéma représentant les **noyaux bulbaires** des nerfs moteurs de l'œil :

3e V, troisième ventricule.
Aq. S. Aqueduc de Sylvius.
C. S. Calamus scriptorius.
M. Moelle épinière.
6. 6. Noyaux de la sixième paire.
4. 4. Noyaux de la quatrième paire.
3. 3. Noyaux de la troisième paire qui se prolongent dans l'aqueduc de Sylvius.
P. m. Centre photo-moteur.
M. m. Centre moto-moteur.
Ra. R'a. Rameau anastomotique étendu de la sixième paire à la troisième.

Ces deux gros noyaux voisins de la ligne médiane et presque juxtaposés à l'entrée de l'aqueduc de Sylvius, sur le plancher du ~~troisième~~ ventricule, sont les noyaux moteurs de la troisième paire ou nerfs moteurs oculaires communs. N'oubliez pas la proximité de ces deux noyaux droit et gauche, cette donnée vous permettra de comprendre la fréquence des paralysies bilatérales du moteur oculaire commun à la suite d'une lésion protubérantielle ; mais n'oubliez pas non plus que les troncs de ces deux nerfs sont également juxtaposés à leur sortie du cerveau, dans l'espace interpédonculaire et qu'en ce point un processus destructeur, même de minime étendue, pourrait intéresser les deux troncs nerveux et produire également une double paralysie. Vous serez donc en droit, en l'absence d'autres phénomènes bulbaires, de rapporter une paralysie bilatérale de l'oculo-moteur à une lésion de l'espace interpédonculaire. Des recherches récentes, entreprises en Allemagne par MM. Hensen et Volckers, ont un peu modifié les données classiques relatives à la disposition du noyau moteur de la troisième paire et ont compliqué sa description. Suivant ces observateurs, les origines réelles du moteur oculaire commun se composeraient d'une série de noyaux échelonnés d'avant en arrière depuis le bord postéro-inférieur du troisième ventricule, jusqu'au point où est situé le noyau classique de la troisième paire, c'est-à-dire jusqu'à l'entrée de l'aqueduc de Sylvius sur le plancher du quatrième ventricule. Chacun de ces petits noyaux, dont l'ensemble constitue l'origine réelle de la troisième paire, serait un centre moteur indépendant, destiné à un des muscles innervés par l'oculo-moteur et l'on aurait ainsi d'avant en arrière : 1° le noyau moteur du muscle ciliaire et de l'accommodation ; 2° le noyau moteur du sphincter de l'iris ; 3° celui du muscle droit interne ; 4° celui du muscle droit supérieur et releveur de la paupière ; 5° celui du droit inférieur; 6° enfin, tout-à-fait en arrière, à l'entrée de l'aqueduc de Sylvius, le noyau du petit oblique. Suivant cette manière de voir, on doit envisager le tronc de la troisième paire comme formé par la réunion de plusieurs nerfs primitivement distincts dans les centres nerveux et qui se séparent de nouveau dans l'orbite. Des travaux de contrôle, les deux autopsies de Kahler et Pick, par exemple, ont confirmé dans ce qu'elle a d'essentiel cette conception des origines du nerf moteur oculaire commun, en faveur de laquelle plaident d'ailleurs, comme vous le verrez plus loin, les faits pathologiques.

Vers la partie supérieure du quatrième ventricule, à quelques millimètres de la ligne médiane, au-dessous et en arrière des noyaux de l'oculo-moteur, vous voyez les origines réelles de la quatrième paire. Les fibres qui émergent de ces centres présentent cette particularité importante de s'entrecroiser dans la protubérance, de sorte que le nerf pathétique du côté droit est actionné par le noyau situé à gauche. Ainsi une lésion unilatérale un peu importante du bulbe entraînera une paralysie du grand oblique du côté opposé, et des paralysies du même côté pour les autres nerfs, à l'exception d'un petit filet anastomotique entrecroisé également, et qui va de la sixième paire d'un côté à la troisième du côté opposé.

Les origines réelles de la sixième paire sont situées sur le plancher du quatrième ventricule, plus bas que les précédentes, un peu au-dessus de l'*eminentia teres*. Ces noyaux sont un peu écartés de la ligne médiane, comparativement à ceux de la troisième paire, et cette disposition anatomique rend compte de la rareté plus grande des paralysies bilatérales de la sixième paire, d'origine centrale.

Vous avez entendu parler, Messieurs, de la déviation conjuguée des yeux dans les lésions cérébrales. Ce symptôme, dont Prévost a fait connaître la valeur séméiologique, a vivement intrigué les pathologistes et a été l'objet dans ce pays de recherches approfondie au cours de ces dernières années. Voici en quoi il consiste : Quand, à la suite d'une lésion cérébrale subite (hémorrhagie, ramollissement) le malade est plongé dans la torpeur apoplectique, on peut, en soulevant ses paupières, constater assez souvent que les yeux sont déviés tous deux du même côté, opposé à celui de la paralysie des membres, et, par conséquent, du côté de la lésion cérébrale. On dit alors que le malade regarde sa lésion.

Quand il s'agit d'une lésion protubérantielle, c'est l'inverse qui a lieu. Cet exemple frappant de synergie fonctionnelle entre le muscle droit interne d'un côté et le muscle droit externe du côté opposé impliquait l'existence, entre les nerfs qui commandent à ces deux muscles, d'une anastomose que les anatomistes se mirent à chercher et que les travaux de M. Duval et de Graux firent bientôt connaître. Elle consiste en un petit faisceau qui se détache du noyau de la sixième paire, et qui, après s'être entrecroisé sur la ligne médiane, va s'unir au noyau de l'oculo-moteur. Le muscle droit interne reçoit donc deux innervations : l'une, *principale*, qui lui vient du moteur oculaire commun; l'autre, *accessoire*, qui lui est fournie par le noyau moteur de la sixième paire du côté opposé, double innervation qui explique comment le muscle droit interne est tantôt l'antagoniste, tantôt l'associé du muscle droit externe.

Le muscle droit interne préside, en effet, à deux ordres de mouvements : 1° *ceux de convergence* dans lesquels il a pour associé son congénère du côté opposé, et pour antagoniste le droit externe. Ces mouvements sont commandés directement par le moteur oculaire commun; 2° *les mouvements de latéralité*, dans lesquels les deux yeux sont portés simultanément à droite ou à gauche, et où le droit interne d'un côté concourt au même but que le droit externe du côté opposé. Dans ces mouvements associés, le muscle droit interne est innervé par le filet anastomotique que la sixième paire fournit à la troisième. Je dois vous dire cependant que ce filet anastomotique qui rend si bien compte de ces synergies fonctionnelles et de la déviation conjuguée des yeux, n'a pas encore été démontré anatomiquement chez l'homme; mais M. Mathias Duval l'a rencontré dans toute la série animale et jusque chez le singe, et l'on a le droit de penser qu'on ne tardera pas à avoir la preuve anatomique de son existence dans l'espèce humaine.

Connaissant les noyaux moteurs des muscles de l'œil et le trajet direct ou entrecroisé des fibres nerveuses qui en émanent, on peut, les yeux sur ce schéma (v. p. 12), prévoir quelles paralysies succéderaient à une lésion unilatérale de tous ces noyaux. Supposons, par exemple, une destruction complète de ces groupes cellulaires à droite. Tous les muscles auxquels commande le moteur oculaire commun seront paralysés, les mouvements de convergence de l'œil droit seront impossibles, et cependant nous verrons persister des mouvements d'adduction de l'œil droit quand l'œil gauche se portera en dehors, de sorte que les deux yeux pourront se diriger parallèlement vers la gauche. Pourquoi cette persistance d'action du droit interne dans les mouvements de latéralité? Je viens de vous le dire, Messieurs ; dans cet ordre de mouvements, l'innervation du muscle droit interne dépend du la sixième paire du côté opposé qui est demeuré intact.

L'action du muscle grand oblique du côté droit ne sera pas suspendue. Pourquoi encore? Vous le voyez sur ce schéma ; parce que le noyau droit de la quatrième paire tient sous sa dépendance, par suite de l'entrecroisement de ses fibres émergentes, le nerf pathétique du côté opposé. C'est donc du côté gauche et non pas du côté droit que vous constaterez les signes de la paralysie du grand oblique après une lésion bulbaire droite.

Enfin le moteur oculaire externe de l'œil droit sera paralysé par le fait de la destruction du noyau moteur de la sixième paire, qui l'innerve. En outre, sauf dans la convergence, l'œil du côté opposé ne pourra se porter en dedans par suite de la perte de l'innervation qui est normalement transmise à son muscle droit interne par le filet anastomotique du noyau moteur oculaire externe du côté opposé et qui préside, vous ai-je dit, aux mouvements d'adduction qui surviennent en dehors de la convergence.

Des paralysies consécutives à des lésions des noyaux bulbaires se rencontrent en clinique, et, quand on les connaîtra davantage, on verra qu'elles sont loin d'être rares. La connaissance de ces paralysies nucléaires est encore de date récente ; mais elle constitue déjà un chapitre important de *l'ophthalmoplégie,* variété de paralysie oculaire qui n'a été séparée que depuis peu de temps des paralysies vulgaires, et dont je vais vous parler avec quelques détails.

De l'ophthalmoplégie. — A côté des paralysies limitées à un des nerfs moteurs, il n'est pas rare de rencontrer la paralysie de deux ou plusieurs nerfs d'un même œil ou bien une paralysie qui frappe des muscles aux deux yeux simultanément, et l'on donne depuis quelques années le nom *d'ophthalmoplégies* aux paralysies qui revêtent cette physionomie clinique.

L'ophthalmoplégie peut affecter non seulement les muscles extrinsèques, mais encore les muscles intrinsèques de l'œil, c'est-à-dire le sphincter irien et le muscle ciliaire, qui sont également innervés par la troisième paire. Hutchinson a donc divisé l'ophthalmoplégie en *ophthalmoplégie ex-*

terne, interne et mixte, suivant que les muscles intrinsèques de l'œil sont respectés par la paralysie, qu'ils sont seuls atteints, ou encore qu'ils sont compris dans une paralysie qui frappe également les muscles extrinsèques du globe oculaire. Les mots externe et interne prêtent à confusion, et nous préférons les remplacer par les termes *extrinsèque* et *intrinsèque,* ou, comme le propose Mauthner, par *extérieure* et *intérieure.*

Nous dirons donc qu'il y a *ophthalmoplégie extérieure* ou *extrinsèque,* quand la paralysie est limitée aux muscles qui font mouvoir le globe oculaire.

Nous dirons qu'il y a *ophthalmoplégie intérieure* ou *intrinsèque,* quand la paralysie se traduit uniquement par la perte de l'accommodation et par des modifications dans le diamètre de la pupille (myosis ou mydriase).

Enfin, l'*ophthalmoplégie est mixte* lorsqu'il existe une paralysie qui englobe à la fois les muscles extrinsèques et les muscles intrinsèques de l'œil.

On conçoit parfaitement qu'une foule de lésions peuvent détruire ou comprimer les nerfs en différents points de leur trajet, et donner lieu à des paralysies multiples, à de l'ophthalmoplégie. Dans la paroi du sinus caverneux notamment, ou au niveau de la fente sphénoïdale, une lésion unique, même de minime étendue, peut intéresser à la fois plusieurs troncs nerveux; mais, si on fait abstraction de ces faits, qui, en définitive, sont des exceptions en clinique, on constate que, dans l'immense majorité des cas, l'ophthalmoplégie relève d'une lésion plus profonde, telle que l'altération des noyaux bulbaires, si bien qu'aujourd'hui, par abus de langage, on a fait du mot ophthalmoplégie le synonyme de paralysie nucléaire. Pour comprendre la valeur de ce dernier terme, rappelez-vous qu'au point de vue du siège de la lésion, on peut diviser les paralysies des muscles de l'œil comme suit :

I. Paralysies *extra-crâniennes* ou orbitaires.

II. — Paralysies *intra-crâniennes.*

    a. Basilaires.

    b. Intra-cérébrales,
       Corticales,
       Fasciculaires ou sous-corticales,
       Nucléaires (noyaux bulbaires).

Jadis, comparant les branches nerveuses à des troncs d'arbres qui se divisent ensuite en rameaux, nous professions que, plus une paralysie était dissociée et partielle, plus elle était ramusculaire et plus il fallait en rechercher la cause vers la périphérie. Des notions anatomiques plus exactes, la connaissance des noyaux bulbaires et des centres moteurs corticaux, nous font adopter aujourd'hui une opinion diamétralement opposée, et nous disons : En thèse générale, plus une paralysie est dissociée, plus son origine doit être cherchée dans les centres, du côté des circonvolutions ou des noyaux bulbaires, c'est-à-dire au sein de la substance où sont éparpillées les racines qui se réuniront plus tard pour former les troncs nerveux.

L'interprétation, vous le voyez, a changé du tout au tout, puisque les paralysies *ramusculaires* de jadis sont devenues des paralysies *radiculaires*.

Des lésions corticales peuvent donc donner lieu à de l'ophthalmoplégie; mais, jusqu'à présent, les observations en sont très rares. M. Landouzy en a rapporté dernièrement (1) plusieurs exemples remarquables. Une de ses malades, avec une paralysie du facial inférieur, avait du ptosis sans paralysie des autres muscles de l'œil. Or, le facial supérieur et le facial inférieur ne se séparent qu'au delà de la protubérance, et il y a lieu de croire que le centre cortical du facial inférieur est voisin du pli courbe. Ce centre fut trouvé altéré à l'autopsie. De là cette notion, qui nous sert à nous oculistes, qu'une des branches de l'éventail représenté par les racines centrales de la troisième paire est situé au niveau du pli courbe. Cette question des paralysies oculaires d'origine corticale est encore fort mal connue cliniquement, et on ne peut, dans l'état actuel de la science, en donner une description dogmatique.

D'une manière générale, cependant, vous diagnostiquerez *ophthalmoplégie par lésions corticales*, en l'absence de phénomènes basilaires ou bulbaires, chez un malade qui sera atteint d'une paralysie limitée à un des muscles de l'œil, surtout s'il s'agit du releveur, en même temps qu'il présentera, soit des troubles intellectuels, soit une monoplégie par lésion de quelque autre centre cortical. Les centres psycho-moteurs des muscles de l'œil n'ont pu encore, à l'exception de celui du releveur de la paupière, être démontrés au niveau de l'écorce cérébrale; ils sont tout au moins fort éparpillés dans les circonvolutions et ne pourraient être altérés simultanément, à moins de lésions corticales fort étendues, incompatibles avec l'intégrité des fonctions intellectuelles et même avec l'existence. En présence d'une ophthalmoplégie généralisée à plusieurs muscles, vous écarterez donc la pensée d'une lésion corticale pour chercher l'origine de la paralysie, soit dans le bulbe, soit à la base du cerveau.

On n'a aujourd'hui encore que des données fort incomplètes sur les *para-*

(1) *Archives générales de médecine,* 1877.

lysies fasciculaires ou sous-corticales des nerfs moteurs de l'œil, c'est-à-dire sur les paralysies consécutives à la destruction des fibres qui des centres psycho-moteurs se rendent aux noyaux bulbaires, et vous ne diagnostiquerez paralysie fasciculaire que lorsque d'autres symptômes vous permettront de localiser la lésion dans la masse cérébrale, entre le bulbe et les circonvolutions.

J'ai hâte d'en arriver, Messieurs, à l'histoire des *paralysies nucléaires* et de vous en donner la symptomatologie qui est étayée aujourd'hui par des faits cliniques, nombreux et précis, permettant de dire d'un malade atteint de telle ou telle variété d'ophthalmoplégie : c'est un bulbaire.

Je viens d'examiner devant vous une malade qui occupe actuellement le lit n° 2 de notre salle Sainte-Agnès. Cette femme, âgée de 45 ans, a toujours joui d'une excellente santé et ses antécédents pathologiques sont négatifs, notamment au point de vue de la syphilis. Il y a trois mois, la malade s'est aperçue assez brusquement, dans les vingt-quatre heures, que sa paupière supérieure du côté gauche ne pouvait plus se relever, qu'elle voyait double et qu'elle avait une déviation de la face qui était attirée vers la droite. Tous ces phénomènes se produisirent, j'insiste sur ce fait, Messieurs, sans accompagnement de maux de tête, sans vertiges, sans perte de connaissance. Depuis son début, la maladie est demeurée stationnaire, sans manifester aucune tendance vers la guérison. Aujourd'hui la paralysie du facial inférieur est très prononcée, l'asymétrie faciale est évidente et la malade ne peut ni siffler, ni souffler une bougie. Vous avez constaté avec moi un ptosis très marqué, tel que la pupille est recouverte par la paupière supérieure que la malade ne peut relever que par un effort considérable, en faisant appel à l'action élévatrice accessoire de son muscle frontal, comme vous le démontrent les rides nombreuses qui sillonnent la partie correspondante de son front, pendant ce mouvement. D'ailleurs, si, par une pression assez forte exercée avec le pouce sur l'arcade orbitaire, on supprime l'influence du muscle frontal, on voit la paupière demeurer immobile, malgré d'énergiques appels de la volonté. Tous les muscles extrinsèques de l'œil innervés par la troisième paire, droit supérieur, droit interne, droit inférieur et petit oblique sont complètement paralysés et demeurent immobiles malgré les efforts de la patiente. L'œil, porté en bas et en dehors, n'obéit plus qu'à l'action des muscles droit externe et grand oblique, dont l'innervation est demeurée intacte. Enfin, notez ce point, Messieurs, les réflexes pupillaires sous l'influence de la lumière et de l'accommodation persistent encore, peut-être affaiblis. Il y a tout au plus parésie des muscles intrinsèques de l'œil, tandis qu'il y a paralysie complète, totale, absolue des muscles extrinsèques, innervés par l'oculo-moteur. Nous n'avons trouvé aucune lésion à l'ophthalmoscope, et le très léger affaiblissement de la vue de l'œil paralysé s'explique par l'inaction relative de la rétine depuis la déviation oculaire. Enfin, le cœur de cette femme est normal, son système vasculaire paraît intact et on ne trouve ni sucre, ni albumine dans les urines. Il n'y a aucun trouble sensitif et la santé générale est excellente.

Quel siège assignerons-nous, sur le trajet du facial et du moteur oculaire commun, à la lésion qui a déterminé la paralysie de ces deux nerfs, chez cette femme ? écartons tout d'abord l'hypothèse d'une double lésion basilaire, qui atteindrait isolément le tronc de chacun de ces nerfs. Cette explication serait inadmissible puisque aucun de ces nerfs n'est paralysé en totalité et que nous voyons persister l'innervation du facial supérieur et des filets intra-oculaires de la troisième paire. Le siège de la paralysie est certainement intra-cérébral, et, comme le facial supérieur est intact, on pourrait penser à une lésion corticale ou fasciculaire. Cette opinion n'aurait rien d'absolument invraisemblable. Rappelez-vous cependant l'absence totale de troubles cérébraux, tels que vertiges, maux de tête ou perte de connaissance. L'intelligence est parfaite et il n'y a point eu de convulsions. De plus, il n'y a pas d'exemple de paralysie corticale complète de l'oculo-moteur, et celle-ci ne pourrait exister sans des altérations très étendues des circonvolutions qui se traduiraient par de graves symptômes d'ordre intellectuel et moteur. Enfin, la malade n'est ni tuberculeuse, ni syphilitique ; sa paralysie n'a pas été amendée par l'iodure de potassium ; ceci encore ne plaide pas en faveur d'une lésion corticale. Reste l'hypothèse d'une lésion bulbo-protubérantielle, et c'est à celle-là que nous nous rallions, tout en ne nous dissimulant pas qu'elle explique mal l'intégrité du facial supérieur, mais ne voyons-nous pas la paralysie labio-gloso-laryngée, maladie essentiellement bulbaire, respecter également les filets orbitaires du facial et n'intéresser que le noyau inférieur de ce nerf ?

Nous avons, d'ailleurs, des observations plus nettes de paralysies nucléaires. Tel est le malade couché actuellement à la salle Saint-Julien, et qui est entré dans nos salles pour une paralysie du releveur et de l'affaiblissement de la vue. C'est un ataxique, les réflexes sont abolis et sa pupille commence à s'atrophier. Parmi les muscles extrinsèques de l'œil, seul le releveur de la paupière est paralysé. Nous notons, en outre, que la pupille rétrécie ne réagit plus sous l'influence de la lumière, mais passe, sous l'influence des efforts d'accommodation, par des alternatives de rétrécissement et de dilatation. Cet homme a donc de l'ophthalmoplégie mixte : les filets extrinsèques de son oculo-moteur (releveur) d'une part, les filets intrinsèques (muscle ciliaire) d'autre part, sont partiellement atteints. Or, cette dissociation de la paralysie implique une dissémination des lésions qui

ne peut se produire qu'en un point où les fibres originelles de l'oculo-
moteur sont elles-mêmes dissociées, c'est-à-dire au niveau des noyaux
bulbaires. Au point de vue ophthalmologique, ce malade est donc un bulbaire.

Vous avez assisté à l'examen d'un malade, qui nous a été envoyé par le
professeur Vulpian. Nous avons constaté une double paralysie de la troisième paire coïncidant avec tous les symptômes d'une paralysie labio-
glosso-laryngée. L'anatomie et la physiologie nous apprennent que ce malade est également un bulbaire, et que ses noyaux de la troisième paire
sont en voie de destruction sous l'influence de la même maladie qui est en
train d'atrophier les noyaux de l'hypoglosse, du glosso-pharyngien et du
facial.

Plus intéressant encore, si possible, est le malade qui nous a été adressé
par le professeur G. Sée. Nous lui avons trouvé, outre une paralysie incomplète des deux moteurs oculaires communs, une parésie du facial et de
l'hypoglosse qui rend les mouvements des lèvres et de la langue très difficiles. Enfin, ce malade nous apprend qu'il a eu à plusieurs reprises du
sucre et de l'albumine dans l'urine. Actuellement il est facile d'y retrouver
cette dernière substance en abondance et on le soigne pour son albuminurie. Comme ce malade ne présente d'ailleurs aucun signe de néphrite inter-
stitielle et notamment pas de bruit de galop ni de rétinite, nous sommes en
droit d'attribuer l'albuminurie et la glycosurie à des lésions du plancher du
quatrième ventricule, de même que nous rapportons l'ophthalmoplégie et
la diminution de motilité des lèvres et de la langue à des lésions qui inté-
ressent les noyaux moteurs de la troisième, de la septième et de la dou-
zième paire. Ce malade est donc également un bulbaire.

Quels sont donc les signes qui permettent de rapporter à une lésion du
bulbe une ophthalmoplégie? Quelle est, en un mot, la caractéristique générale des bulbaires? On la trouve dans le mode d'évolution de la maladie,
dans la forme de l'ophthalmoplégie et dans les phénomènes bulbaires con-
comitants.

Et d'abord, dans l'immense majorité des cas, l'ophthalmoplégie nucléaire
débute lentement, s'installe progressivement et frappe symétriquement les
deux yeux. Le début est lent : ceci ressort de la nature même des lésions
génératrices de l'ophthalmoplégie nucléaire. Autant les lésions brutalement
destructives, telles que l'hémorrhagie ou le ramollissement, sont fréquentes
dans le cerveau, autant les maladies à évolution lente, les scléroses, les
inflammations chroniques prédominent dans le pathologie des noyaux bulbaires. Pensez aux lésions de la paralysie labio-glosso-laryngée qui s'éten-
dent quelquefois aux noyaux moteurs des muscles de l'œil. C'est là un

type d'inflammation cellulaire chronique, au moins dans la majorité des cas, analogue à la poliomyélite chronique des cornes antérieures de la moelle, qui produit l'atrophie musculaire progressive.

Dans d'autres cas, nous verrons survenir l'ophthalmoplégie nucléaire au cours d'une sclérose en plaques, qui est également un type de maladie à évolution lente : ophthalmoplégie et sclérose marcheront de pair, et, par conséquent, les paralysies ne se développeront que graduellement et ne se compléteront qu'à une époque tardive.

Vous reconnaîtrez également l'ophthalmoplégie à la coïncidence de phénomènes bulbaires, qui impliquent une atteinte portée à la vitalité des autres noyaux. Fréquemment, un examen attentif du malade vous révélera quelque trouble dans le fonctionnement de l'hypoglosse, du pneumo-gastrique, du glosso-pharyngien ou du facial. Tantôt ce sera de la gêne de la parole ou de la déglutition, tantôt une légère déviation des traits de la face, qui se joindront à l'ophthalmoplégie et trahiront son origine bulbaire. Dans d'autres cas, vous verrez de l'albumine ou du sucre apparaître dans l'urine par le fait de la lésion du plancher du quatrième ventricule. On a décrit, Messieurs, les paralysies des muscles de l'œil qui surviennent chez les diabétiques. Je crois qu'une observation plus attentive fera interpréter différemment dans quelques cas la succession des phénomènes, et dire que quelques-uns de ces prétendus diabétiques sont des bulbaires qui, par le fait de leurs lésions du quatrième ventricule, présentent à la fois de l'ophthalmoplégie et de la glycosurie, analogue à la glycosurie expérimentale que Cl. Bernard déterminait par la piqûre du quatrième ventricule. Dans des cas plus rares, on aura, pour la même raison, non plus du sucre, mais de l'albumine dans l'urine, comme chez le malade de M. G. Sée.

Un caractère négatif, dont la valeur est grande pour le diagnostic des paralysies nucléaires, c'est l'absence ordinaire de phénomènes cérébraux, tels que maux de tête, vertiges ou troubles intellectuels. Ce fait s'explique par la localisation des lésions dans une région presque exclusivement motrice et par le peu de réaction que détermine une inflammation chronique, une sclérose ou une atrophie pigmentaire sur les parties voisines.

Un autre caractère important et presque pathognomonique des paralysies nucléaires, c'est qu'elles frappent simultanément plusieurs nerfs, soit du même œil, soit des deux, pour donner lieu à de l'ophthalmoplégie. Cette généralisation fréquente de la paralysie résulte de la proximité des noyaux moteurs les uns des autres, de sorte qu'une seule et même lésion pourra facilement anéantir plusieurs d'entre eux.

De plus, lorsqu'il s'agit de la troisième paire, il est de règle que la paralysie soit partielle, limitée à un ou plusieurs filets de ce nerf, quand elle est commandée par un processus bulbaire. En pareil cas, les filets destinés au sphincter de l'iris et au muscle ciliaire demeurent souvent indemnes. Bref, on se trouve en face d'une paralysie dissociée, et parmi les muscles extrinsèques de l'œil, innervés par l'oculo-moteur, on peut constater que les uns continuent à fonctionner régulièrement, tandis que les autres sont plus ou moins frappés d'impuissance motrice. Avant qu'on eût connaissance de l'éparpillement intra-cérébral des origines de la troisième paire, on ne pouvait concevoir une pareille dissociation dans la paralysie qu'en lui supposant une origine intra-musculaire ou orbitaire. Aujourd'hui, on sait que, dans l'immense majorité des cas, ces paralysies dissociées relèvent d'une lésion voisine de l'aqueduc de Sylvius, région où les fibres qui se réuniront plus tard pour constituer la troisième paire ont chacune leur centre moteur particulier.

Très souvent vous aurez à constater, comme signe caractéristique d'une lésion nucléaire, la persistance des mouvements pupillaires sous l'influence de la lumière ou de l'accommodation, alors que toutes les branches extrinsèques de l'oculo-moteur sont paralysées. Ce fait s'explique encore par la pluralité et la séparation des centres moteurs de la troisième paire. Les centres destinés à l'innervation du sphincter irien et du muscle ciliaire occupent, vous ai-je dit, la partie postérieure du ventricule moyen, tandis que les groupes de cellules motrices qui commandent aux fibres extrinsèques de l'oculo-moteur sont échelonnés plus en arrière dans l'aqueduc de Sylvius, jusqu'au sommet du plancher du quatrième ventricule. Je vous ai dit, de plus, que les centres moteurs du sphincter de l'iris et du muscle ciliaire sont distincts, quoique situés fort près l'un de l'autre. Le premier, ou *centre photo-moteur*, est placé un peu en avant du centre moteur du muscle ciliaire, ou *centre moto-moteur*, de sorte que chacune des fonctions du sphincter irien ou du muscle ciliaire peut être affectée isolément. L'étude des mouvements pupillaires est donc à la fois fort intéressante et assez complexe, et je dois vous en dire quelques mots :

Les *mouvements pupillaires* sont mis en branle par des réflexes, qui sont au moins au nombre de deux : l'action de la lumière et celle de l'accommodation.

a) *Réflexe lumineux*. — Dans l'obscurité, la pupille se dilate ; sous l'influence de la lumière, elle se rétrécit. Vous pouvez facilement constater ce fait en plaçant un sujet en face d'une fenêtre vivement éclairée et en couvrant et découvrant alternativement son œil. A l'état normal, vous verrez la pupille se contracter vivement, au moment où vous retirerez votre main ; vous pouvez, vous devez même faire la même expérience avant de procéder à un examen ophthalmoscopique, en faisant regarder le malade vers le fond obscur de la salle, puis vers votre main, qui projette dans l'œil, à l'aide d'une loupe, un faisceau de rayons lumineux. Vous aurez soin, dans cette recherche, de faire tenir fermé l'œil non examiné, car le réflexe lumineux d'un œil se transmet au côté opposé, comme vous pouvez vous en convaincre en projetant dans l'œil gauche, par exemple, un faisceau lumineux, tout en examinant la pupille de l'œil droit, que vous verrez aussitôt se rétrécir vigoureusement. Le réflexe lumineux est une sorte de mouvement de défense de la rétine contre une lumière trop vive. L'ébranlement rétinien se transmet par l'intermédiaire du nerf optique et des bandelettes jusqu'aux tubercules quadrijumeaux, puis de là au centre photo-moteur du troisième ventricule, dont l'excitation détermine le resserrement de l'iris. La voie centripète du réflexe est donc le système optique (nerf optique, bandelette optique, tubercules quadrijumeaux), tandis que le réflexe centrifuge suit le trajet de la troisième paire. Le cerveau proprement dit, la volonté, n'ont donc aucune influence sur la production de ce réflexe, qui est complètement inconscient et qui est un excellent moyen de démasquer l'amaurose simulée.

Les simulateurs parviennent à supprimer le réflexe lumineux en instillant dans leur œil quelques gouttes d'une solution d'atropine; mais cet alcaloïde détermine une mydriase énorme, qui éveille tout de suite l'attention et met l'observateur en garde contre une supercherie, car, dans l'amaurose, la dilatation de la pupille est une dilatation moyenne.

Et cependant, Messieurs, un homme peut devenir amaurotique et conserver ses réflexes pupillaires. Le fait est d'une rareté exceptionnelle; mais nous en possédons un exemple chez un malade de notre salle Saint-Julien. Cet homme a reçu, en 1870, un violent coup de sabre sur l'occiput et a toujours souffert depuis de troubles cérébraux. A plusieurs reprises, il a eu des attaques épileptiformes et des accès transitoires d'amaurose. Enfin, la cécité est devenue définitive. Eh bien, Messieurs, le fond de l'œil est, chez cet homme, parfaitement normal et il possède dans toute leur intégrité ses deux réflexes pupillaires à la lumière et à l'accommodation. On pourrait croire tout d'abord à de la simulation; mais voilà quatre ans que le malade demeure dans nos salles, surveillé attentivement, et qu'il a été soumis à différentes épreuves destinées à démasquer la fraude, si elle avait existé. J'ai donc acquis depuis longtemps la conviction que cet homme est réellement amaurotique par le fait de son traumatisme du lobe occipital. Le système optique, proprement dit, de cet aveugle est sain, y compris les bandelettes et les tubercules quadrijumeaux; ce qui lui manque, ce qui est détruit chez lui, c'est la communication entre ces tubercules et les centres percepteurs de la lumière, qui occupent vraisemblablement le lobe occipital. Cet homme est, au point de vue visuel, comparable à ces pigeons à qui Flourens enlevait les hémisphères cérébraux. Il a, en un mot, de la *cécité psychique*. Ses tubercules quadrijumeaux sont capables de recevoir encore les sensations brutes de lumière et de transmettre l'excitation reçue aux centres photomoteur et moto-moteur de l'iris ; mais tous ces réflexes se passent à l'insu du cerveau, *qui ne perçoit pas la lumière*. Chez les amaurotiques vulgaires, la situation est toute différente; chez eux, la rétine est devenue incapable de se laisser impressionner par la lumière, ou bien le nerf optique ne transmet plus les impressions lumineuses, aucune de celles-ci ne parvient donc aux tubercules quadrijumeaux et les mouvements pupillaires ne peuvent se produire, puisque le réflexe est arrêté dès son point de départ.

b) *Réflexe accommodateur et de convergence.* — Le centre de ce réflexe est, vous ai-je dit, le centre moto-moteur, qui occupe la partie postérieure du troisième ventricule. Quant à son point de départ, il est double, car le réflexe peut être provoqué par l'entrée en action soit du muscle droit interne, soit du muscle ciliaire. Mais vous savez les rapports intimes qui existent entre la convergence et l'accommodation ; le réflexe a donc pour point de départ ordinaire la contraction simultanée de ces deux muscles. On provoque le réflexe en faisant regarder le malade au loin, puis en lui ordonnant de fixer le bout de son nez : à ce moment, la pupille se rétrécit.

Vous rencontrerez souvent, en clinique, la perte du réflexe lumineux avec conservation du réflexe accommodateur. Ce phénomène est très fréquent chez les ataxiques, et on donne à cette dissociation des réflexes pupillaires le nom de signe d'Argyl Robertson, signe dont la valeur diagnostique est considérable, car son apparition est assez précoce. Non seulement les pupilles des ataxiques ne réagissent pas à la lumière, mais encore elles demeurent contractées, en l'absence de toute sensation lumineuse, sans qu'il soit possible de fournir encore une bonne explication physiologique de ce myosis. On pourrait admettre à la rigueur, avec Mauthner, qu'en pareil cas, le centre photo-moteur du troisième ventricule est, non pas anéanti, mais vivement excité par une irritation de voisinage, d'où résulterait une contracture tétanique du sphincter irien.

Enfin, un caractère important des paralysies nucléaires, c'est les rémissions fréquentes qu'on observe dans leur marche. Cette rémission est de règle presque absolue chez les ataxiques au début : on peut voir chez ces malades les paralysies changer de siège et d'intensité d'un jour à l'autre, et même guérir spontanément. Il faudra donc se garder, en pareil cas, d'inter-

venir d'une manière hâtive et ne pas s'en aller à la légère redresser l'œil
dévié par une opération. Souvent, on ferait une besogne stérile et même
nuisible, puisque, si plus tard la paralysie, dont on a masqué les effets
par un avancement du tendon, vient à s'amender ou à guérir, on pourra
avoir un strabisme en sens inverse, d'origine opératoire.

A côté de l'allure hésitante des paralysies nucléaires, de leurs rémissions
fréquentes, je vous signalerai enfin, parmi leurs caractères propres, l'influence de la volonté sur le degré de la paralysie, influence telle qu'un
ptosis est bien moins prononcé le matin, au réveil, quand le malade est
reposé, que dans la soirée, après une journée de fatigue.

PARALYSIE DE LA SIXIÈME PAIRE.

Nous allons maintenant aborder l'étude analytique des paralysies oculaires. Je n'ai pas besoin de vous rappeler longuement à quels signes on
reconnaît les paralysies des muscles de l'œil et comment on les distingue
du strabisme concomitant véritable. L'abolition plus ou moins complète
des mouvements de l'œil dans le sens du muscle lésé, la déviation secondaire de l'œil sain, plus considérable que celle de l'œil paralytique, la
diplopie, la fausse projection : voilà les caractères différentiels principaux
des paralysies oculaires, tels que vous les trouverez exposés en détail dans
les traités classiques, ou dans mes leçons précédemment publiées sur le
même sujet, et auxquelles celles-ci ne forment qu'une sorte de complément.

Nous commencerons par l'étude de la paralysie de la sixième paire,
parce que ces nerfs, ne se distribuant qu'à un seul muscle, le droit externe,
dont la physiologie est très simple, ne peuvent donner lieu qu'à une paralysie très facile à étudier.

Un mot d'abord sur l'étiologie particulière de la paralysie de la sixième
paire. Elle est souvent d'origine syphilitique, et de Graefe avait déjà
remarqué avec quelle prédilection cette diathèse frappe les moteurs oculaires externes, parmi les nerfs de l'œil. Par contre, vous verrez l'ataxie
déterminer de préférence des troubles dans le domaine du moteur oculaire
commun. La raison de ces différences est assez obscure et tient peut-être
à la grande étendue occupée par les noyaux de la troisième paire, mais,
par contre, je crois avoir démontré, par des preuves anatomiques et cliniques, pourquoi la paralysie de la sixième paire est si souvent d'origine
traumatique. Depuis très longtemps, j'avais été frappé de la fréquence du
strabisme paralytique interne chez les sujets qui avaient éprouvé quelque
traumatisme crânien, et j'en trouvai la cause dans les rapports anatomiques
de la sixième paire avec le sommet du rocher, où ces nerfs sont en contact

intime avec une fine arête osseuse, de sorte qu'il suffit d'un traumatisme relativement léger, tel qu'une fêlure de la pointe du rocher pour altérer ces nerfs, ou même les détruire dans leur continuité. Notez donc, à côté des symptômes classiques de la fracture du crâne, la paralysie de la sixième paire, qui en est un des signes les plus délicats, puisqu'il peut apparaître alors qu'il n'y a ni ecchymose sous-conjonctivale, ni écoulements de sang ou de liquide cérébro-rachidien par l'oreille ou par le nez ; qu'il n'existe, en un mot, aucun autre signe de fracture de la base. Je renvoie ceux d'entre vous que cette question intéresse à l'article que j'ai publié sur ce sujet dans les *Archives d'Ophthalmologie* en 1880, et à la thèse de Chevallereau, un de mes anciens internes.

Je reviens aujourd'hui sur cette étiologie, car elle n'est pas suffisamment connue. Je viens de voir, en effet, que Mauthner attribue à une hémorrhagie bulbaire hypothétique et difficilement explicable par les autres symptômes présentés par le malade soumis à son observation, une double paralysie des moteurs oculaires externes consécutive à un traumatisme et qui reconnaissait évidemment pour cause une double fêlure du sommet des rochers.

SIGNES DE LA PARALYSIE DE LA SIXIÈME PAIRE.

A. *Paralysie complète.* — Quand cette paralysie est complète et qu'elle est pure, c'est-à-dire exempte de toute complication du côté des autres nerfs, la pupille se porte en dedans au point que le bord externe de la cornée répond au centre de la fente palpébrale. De plus, en examinant avec soin la position de la pupille, on remarque qu'elle s'est portée non seulement en dedans, mais encore très légèrement en haut.

Pour bien examiner les malades atteints de paralysie, il faut faire fermer l'œil sain, puis, observant l'œil dévié, on engage le malade à regarder en dehors : quand la paralysie est complète, la pupille ne pourra dépasser la ligne médiane. Si on insiste, on verra l'œil se porter, non pas en dehors, mais un peu en bas et en dehors, tout en subissant un mouvement de rotation très étendu, de dehors en dedans, sur son axe antéro-postérieur : c'est le grand oblique qui vient à la rescousse, mais qui, agissant seul, ne suffit pas à entraîner l'œil en dehors. D'ailleurs, je vous ai dit, dans une de mes précédentes leçons, qu'il ne peut s'associer au petit oblique, son antagoniste, innervé par une autre branche nerveuse, pour former avec lui un couple abducteur.

B. *Paralysie incomplète.* — Les muscles droits externes peuvent être frappés à des degrés divers par la paralysie et, dans les cas les plus légers, il faut beaucoup d'attention pour reconnaître l'impuissance motrice. On comparera alors l'œil présumé malade avec l'œil sain, afin de rechercher si les deux lignes visuelles sont bien parallèles ; puis on provoquera des mouvements très étendus du globe oculaire dans le sens du muscle supposé impuissant. En pareille circonstance, vous serez souvent étonné de l'étendue du mouvement d'abduction ; mais si vous engagez le malade à maintenir son regard en dehors, au bout de peu d'instants le muscle parétique se fatiguera et vous verrez alors le globe oculaire subir des secousses, du nystagmus, qui indiquent que le muscle est à bout de forces.

Dans les cas douteux, vous trouverez un précieux moyen de diagnostic dans l'étude des doubles images. Vous savez que, lorsqu'il y a une déviation paralytique de l'œil, le cerveau n'en a pas conscience et que l'œil dévié projette dans une direction vicieuse les objets qui viennent se peindre sur sa rétine. Ainsi quand une portion plus externe de cette membrane vient, par suite de la position anormale de l'œil, à être impressionnée par l'image au lieu de la macula, l'image sera projetée en dedans ; si, au contraire, la macula se trouve déplacée en dehors de sa situation habituelle et qu'un point de la surface interne de la rétine vienne occuper sa place, l'image perçue sera projetée en dehors. Nous sommes donc en mesure de reconnîatre, d'après la situation de l'image vue par l'œil dévié, quel point de la rétine occupe la région de la macula, et, par suite, quelle est la position exacte du globe oculaire. Pour faciliter l'examen de la diplopie, vous munirez l'un des yeux du malade, l'œil sain de préférence, d'un verre coloré, rouge si vous voulez, et vous lui ferez fixer un objet lumineux, tel que la flamme d'une bougie. S'il y a diplopie, le malade verra deux flammes dans certaines directions du regard : l'une rouge, et l'autre avec sa coloration habituelle. C'est d'après les rapports que ces deux images affectent, l'une avec l'autre et avec les yeux qui les regardent et aussi d'après la zone dans le champ du regard où commence à apparaître la diplopie, que vous déterminerez la variété de déviation qu'a subie le globe oculaire, et, par suite, quel est le muscle paralysé ainsi que le degré de la paralysie. Si l'œil gauche, par exemple, est muni d'un verre rouge et que l'image rouge soit à gauche, la diplopie est dite *homonyme ;* si l'image rouge passe à droite de l'autre image, la diplopie est dite *croisée.*

Eh bien, pour les raisons que je viens de vous développer, dans la paralysie du droit externe, l'œil étant dévié en dedans et, par conséquent l'image se peignant en dedans de la macula, le malade projettera en dehors l'image fautive ; il aura de la *diplopie homonyme.* Cette diplopie ne se produira pas dans toute l'étendue du champ du regard ; elle ne fera son apparition que lorsque le muscle impuissant sera sollicité à se contracter, dans la moitié du champ du regard correspondant au côté où le droit externe est paralysé. Mais il y a une cause d'erreur; car une diplopie occupant, par exemple, la moitié droite du champ du regard peut dériver, non pas seulement d'une paralysie du droit externe du côté droit, mais encore d'une paralysie du muscle droit interne du côté gauche. Comment reconnaître auquel des deux muscles il faut rapporter la diplopie ? Ce diagnostic différentiel est bien simple : s'il s'agit d'une paralysie du droit interne, la diplopie sera croisée, l'image vue par l'œil gauche sera située à droite de celle perçue par l'œil droit; s'il y a paralysie du droit externe, au contraire, la diplopie sera homonyme. Donc, la dyplopie homonyme correspond à une paralysie des droits externes, tandis que la diplopie croisée appartient à celle des droits internes. C'est là un fait général et qu'il est important de retenir.

Dans la diplopie, les deux images n'ont pas la même netteté : celle qui correspond à l'œil sain est normale, mais celle qui répond à l'œil dévié est toujours plus ou moins trouble et vague, ce qui tient à ce qu'elle se peint non plus sur la macula, mais sur quelque portion plus ou moins excentrique de la rétine, malhabile à la vision directe. C'est pour cela que, lorsqu'on recherche la diplopie, il n'est pas indifférent de placer le verre coloré devant l'œil sain ou devant l'œil dévié. Le verre de couleur nuit effectivement à la netteté de l'image, et il faudra éviter de le placer devant l'œil dévié, qui déjà voit indistinctement. C'est donc devant l'œil sain que vous interposerez le verre rouge, couleur employée ordinairement.

Je viens d'examiner devant vous une malade atteinte de paralysie de la sixième paire, et vous avez constaté avec moi, non seulement la diplopie homonyme, dans le sens horizontal, mais vous avez entendu la malade déclarer que l'image fautive lui paraissait située un peu plus bas que l'autre tout en lui demeurant parallèle, c'est-à-dire en ne s'inclinant pas. A quoi rapporter, Messieurs, cette légère diplopie verticale surajoutée à la diplopie homonyme? Cela tient à ce que, ainsi que je vous l'ai dit précédemment, l'œil malade est non seulement dévié en dedans, mais encore que sa pupille est un peu plus élevée que celle du côté sain. C'est là un fait constant, qu'il s'agisse de paralysie du droit externe ou de véritable strabisme convergent, l'œil dévié s'élève un peu en même temps qu'il se porte en dedans. Il faut connaître cette petite différence de niveau, sur laquelle de Graefe a insisté, sans quoi on serait tenté d'admettre à tort une parésie du droit inférieur.

Plus vous porterez l'objet fixé dans le sens du muscle lésé, plus sera prononcé l'écartement des doubles images, et cet écartement atteindra son maximum à mesure que vous éloignerez de l'œil l'objet fixé.

Un moyen rapide de savoir quels muscles sont lésés consiste à demander aux malades, qui viennent à vous se plaindre de diplopie, s'ils voient double quand ils regardent au loin ou si les deux images n'apparaissent que lorsqu'ils fixent un objet rapproché. Si la diplopie est plus prononcée au loin, vous avez affaire à une paralysie des abducteurs; si elle n'apparaît que dans la vision rapprochée, ce sont les adducteurs qui sont en cause.

Dans la paralysie de la sixième paire, la théorie indique qu'il ne doit y avoir de diplopie que dans la moitié externe du champ du regard, et pourtant vous venez de voir une femme qui présente une paralysie limitée au muscle droit externe du côté gauche, et qui a de la diplopie non seulement dans la moitié gauche du champ du regard, mais encore dans une bonne partie de la moitié droite. Comment expliquer ce fait? Il y a là un facteur qui vient nous troubler : c'est la rétraction spasmodique de l'antagoniste, qui joue un très grand rôle dans les paralysies musculaires et qui vient ici entraîner fortement en dedans l'œil déjà dévié par la paralysie du droit externe. Cette rétraction n'est pas constante, de sorte que nous pouvons établir au point de vue des phénomènes consécutifs du côté de l'antagoniste deux classes de paralysies : les *paralysies avec rétraction et les paralysies sans rétraction*.

A quoi peut tenir cette rétraction de l'antagoniste qui ne se montre que dans certains cas et non dans tous? Nous sommes en droit, de par la clinique, de l'attribuer à un processus irritatif de la substance nerveuse dépendant probablement de la même cause qui plus loin a donné lieu à de la paralysie. Nous dirons donc de la femme que vous venez de voir qu'à côté de la lésion bulbaire, cause de la paralysie du droit externe, elle fait un processus irritatif dans la région des noyaux de son oculo-moteur. Il résulte de cette rétraction de l'antagoniste dans les paralysies musculaires que, lorsque celles-ci guérissent après avoir duré un certain temps, la déviation n'en subsiste pas moins, un véritable strabisme s'étant alors substitué à la paralysie.

Telle est, dans ce qu'elle a d'essentiel, la paralysie de la sixième paire; elle se borne à annihiler le fonctionnement du moteur oculaire externe. Elle n'entraîne l'impuissance motrice d'aucun autre muscle, et il n'y pas dans la règle de phénomènes pupillaires. On a cependant observé exceptionnellement de la mydriase coïncidant avec une paralysie de la sixième paire, ce qui s'explique par ce fait (Pourfour de Petit) que la racine motrice du ganglion ophtalmique peut naître anormalement de la sixième paire.

PARALYSIE DE LA TROISIÈME PAIRE.

L'étude de cette paralysie est bien plus complexe que celle de la sixième paire, et cela se conçoit, puisque le moteur oculaire commun innerve non seulement plusieurs muscles extrinsèques de l'œil, mais encore qu'il préside aux mouvements du sphincter irien et du muscle ciliaire. La paralysie peut frapper tous les filets de l'oculo-moteur, aussi bien ceux destinés aux muscles extrinsèques que ceux qui se rendent aux muscles intrinsèques : en pareil cas, on dit que la *paralysie est totale*. Souvent, au contraire, on voit la paralysie se localiser dans un ou plusieurs des muscles innervés par la troisième paire, sans en affecter la totalité. On a alors affaire à une *paralysie partielle*. Relativement à leur intensité, nous distinguerons les *paralysies complètes*, dans lesquelles l'impuissance motrice est absolue, des simples parésies, qu'on peut désigner sous le nom de *paralysies incomplètes*.

A. *Paralysie totale*. — Elle est à la fois extra-oculaire et intra-oculaire. Tous les muscles innervés par la troisième paire sont paralysés, sans exception. Cette paralysie totale coexiste assez souvent avec d'autres paralysies oculaires, comme chez cet ataxique du service de M. Vulpian, que je vous ai montré, et chez qui tous les muscles de l'œil droit sont paralysés, tandis qu'il ne lui reste que le grand oblique de l'œil gauche. Même le muscle ciliaire est paralysé chez ce malade et le réflexe accommodateur manque, comme le réflexe lumineux, contrairement à ce qui s'observe généralement chez les tabétiques. Il n'est pas très facile d'ailleurs de connaître la fréquence relative de la paralysie totale de la troisième paire, car nombre de celles-ci ont été observées par des médecins étrangers à l'ophthalmologie, et trop souvent l'état du réflexe lumineux et de l'accommodation n'a pas été noté avec assez de soin. Cette distinction de la paralysie en intra-oculaire et extra-oculaire est cependant d'une importance capitale, et vous devrez noter soigneusement, pour que votre observation soit valable, l'état de l'innervation intrinsèque de l'œil, chaque fois que vous vous trouverez en présence d'une paralysie de la troisième paire. Et vous saisirez l'importance de cette distinction, quand je vous dirai, Messieurs, que les paralysies nucléaires, dont je vous ai entretenu, ne donnent presque jamais lieu à de l'ophthalmoplégie interne et que l'existence de troubles du côté de l'accommodation ou du sphincter irien est un motif pour rechercher la cause de la paralysie ailleurs que dans la région des noyaux.

Quels sont les signes de la *paralysie complète* et *totale* de la troisième paire :

a) Le malade s'avance vers vous la tête rejetée en arrière. La paupière supérieure paralysée recouvre une grande partie de la cornée, et le malade ne peut la relever, même très légèrement, qu'en faisant appel à l'action du muscle frontal, qui peut suppléer en partie celle du releveur (suppléance dont on tire parti dans l'opération du ptosis). Je vous ai dit qu'on supprime l'influence du frontal en pressant avec un doigt, assez fortement, sur le sourcil du sujet : vous voyez alors la paupière demeurer absolument immobile, malgré les efforts du malade, dont le front se couvre de rides du côté correspondant à la paralysie.

b) Pour observer les autres symptômes, il faut écarter les paupières avec le doigt, afin de découvrir le globe oculaire. On note alors du strabisme externe, l'œil étant entraîné en dehors par le muscle droit externe, auquel ne résiste plus son antagoniste le droit interne. Celui-ci est, en effet, complètement inerte et, si vous engagez le malade à regarder en dedans, vous verrez que sa pupille ne peut dépasser la ligne médiane.

c) Faites porter le regard en haut, le malade ne peut vous obéir. Tout mouvement d'élévation, même partiel, même minime, est devenu impossible. C'est que les deux élévateurs : le droit supérieur, ou élévateur direct, et le petit oblique, ou élévateur accessoire, sont tous deux innervés par la troisième paire, et que tous deux étant paralysés, aucune force ne peut les suppléer.

d) Mais si vous priez le malade de regarder en bas, vous verrez la pupille s'abaisser un peu; car nous trouvons ici, à côté de l'abaisseur direct (droit inférieur) dont l'action est annihilée, le muscle grand oblique, abaisseur accessoire qui est innervé par le pathétique. Ainsi, Messieurs tandis que les mouvements d'élévation et d'adduction sont totalement supprimés dans la paralysie qui nous occupe, nous voyons persister un certain degré d'abaissement de la pupille, à moins qu'une paralysie de la quatrième paire ne soit venue s'ajouter à celle de la troisième. C'est cette persistance d'action du muscle grand oblique qui explique comment, dans la paralysie pure et simple de la troisième paire, le strabisme externe est quelque peu inférieur. C'est l'action non compensée du grand oblique qui vient se combiner à celle du droit externe pour entraîner cette déviation.

e) *Paralysie intérieure de l'œil.* — Vous savez que du rameau de l'oculo-moteur, qui se rend au muscle petit oblique, se détache un petit filet qui forme la racine motrice du ganglion ophtalmique et va ensuite présider, par l'intermédiaire des nerfs ciliaires, à la contraction du sphincter irien et aux mouvements d'accommodation. Dans la paralysie totale de la troisième paire, on observe donc la dilatation de la pupille, qui ne réagit plus à la lumière. Cette dilatation est moyenne, bien différente de la mydriase excessive provoquée par l'instillation d'un collyre à l'atropine. Il y a, en outre, paralysie de l'accommodation et vous constaterez facilement que la pupille ne se resserre plus quand vous faites regarder un objet rapproché. En outre, l'individu est devenu presbyte. S'il était emmétrope avant sa paralysie, il vous déclare que, lorsqu'il ferme l'œil sain, il n'y voit plus pour lire avec l'œil malade, mais que, de loin, la vue est aussi bonne qu'auparavant, ce qui empêche de songer à une atrophie papillaire concomitante.

Mais, s'il était hypermétrope avant ces accidents oculaires, il vous dira que, même de loin, la vue est brouillée et il faudra recourir à l'ophthalmoscope pour s'assurer que le fond de l'œil est sain. C'est que, par le fait de sa paralysie, l'hypermétrope ne peut plus se livrer à ces efforts inconscients d'accommodation qui rendaient latente, en partie ou totalement, son hypermétropie. Il est évident que, de près, la vue sera encore plus mauvaise que de loin. Donnez à cet hypermétrope, pour voir de loin, un verre convexe corrigeant exactement son hypermétropie, ajoutez trois ou quatre dioptries au verre destiné à voir de loin, afin de lui permettre de lire et d'écrire, et vous rendrez une vision nette à cet hypermétrope, qui pourra dès lors vaquer à ses occupations. Si l'hypermétrope n'a pas besoin d'un verre corrigeant exactement sa réfraction, déterminée objectivement à l'ophthalmoscope, c'est qu'il a non pas une paralysie, mais une simple parésie de l'accommodation. Pour l'emmétrope, vous agirez comme avec un presbyte ordinaire et vous lui donnerez pour lire et écrire un verre de trois à quatre dioptries, si la paralysie de l'accommodation est absolue.

Chez les myopes, la paralysie du muscle ciliaire entraîne bien moins d'inconvénients que chez l'emmétrope et surtout l'hypermétrope, et si la myopie atteint quatre dioptries, ce qui est chose fréquente, le sujet ne se ressentira aucunement de la perte de son accommodation, à moins qu'il n'ait à examiner de petits objets à une distance moindre de 25 centimètres. C'est que le myope, parvenu à quatre dioptries de myopie, n'a que faire de son accommodation, qui est souvent pour lui plutôt une cause de gêne, quand il souffre de spasme de l'accommodation qui vient augmenter encore le vice de réfraction.

Donc inconvénients nuls ou à peu près de la paralysie accommodative chez le myope, inconvénients modérés chez l'emmétrope, infirmité véritable et des pius gênantes chez l'hypermétrope. Souvenez-vous de cette distinction et n'allez pas instiller sans des raisons très sérieuses, dans un œil hypermétrope, tels mydriatiques qui, comme l'atropine, ont la propriété de paralyser l'accommodation pendant plusieurs jours.

B. *Paralysies partielles.* — Elles peuvent frapper isolément un ou plusieurs muscles extrinsèques, ou encore se localiser à l'intérieur de l'œil. Ces paralysies sont très fréquentes et vous reconnaîtrez facilement le ou les muscles atteints en examinant le malade méthodiquement. Quelques-unes de ces paralysies partielles sont intéressantes au point de vue étiologique. Je vous citerai notamment la paralysie isolée du releveur qui, survenant en même temps qu'une monoplégie ou qu'une paralysie faciale inférieure, doit faire penser, comme M. Landouzy l'a démontré, à une lésion corticale, voisine du pli courbe.

Vous observerez fréquemment des paralysies partielles de la troisième paire chez les ataxiques. Comme, au début de la maladie, ces paralysies sont souvent transitoires, elles ont dû être prises souvent, en raison de leur disparition rapide, pour des paralysies rhumatismales ; ou bien encore, le malade étant syphilitique, on lui a prescrit des frictions mercurielles avec de l'iodure de potassium et, la motilité étant revenue après quelque temps, on s'est flatté d'avoir fait résorber quelque gomme ou quelque périostite de la base du crâne, alors qu'on avait affaire en réalité à un début de tabes.

La paralysie peut se cantonner dans le sphincter irien et respecter le muscle ciliaire : c'est ce qu'on observe chez les ataxiques, qui présentent le signe d'Argyl Robertson.

Enfin, vous verrez des paralysies respecter toute la musculature extrinsèque de l'œil et se localiser dans l'iris et le muscle ciliaire. Tel est le cas, pour ne citer qu'un exemple, de la paralysie de l'accommodation qui survient après les angines diphthéritiques.

Paralysies incomplètes. — Tous les degrés sont possibles, depuis les paralysies qui se traduisent par du strabisme et une perte très apparente de la motilité, jusqu'à celles qui ne se trahissent que par de la diplopie dans les limites extrêmes du champ du regard. Mais il serait sans intérêt pour vous, Messieurs, de revenir sur l'étude objective de la paralysie de la troisième paire et d'en étudier les symptômes dans leur atténuation. Je préfère, pour les besoins de l'enseignement, supposer que nous nous trouvons en présence d'une paralysie qui ne donne lieu qu'à des signes objectifs douteux, et dont on ne peut diagnostiquer la localisation que par la méthode subjective, c'est-à-dire par une analyse attentive de la diplopie. C'est après l'examen objectif, l'étude subjective de la paralysie de l'oculo-moteur que nous allons entreprendre. C'est là une étude difficile et qui suppose une connaissance parfaite de la physiologie des muscles de l'œil.

Un malade vient à vous et vous déclare qu'il voit double ou trouble. Vous ne constatez aucune déviation notable du globe oculaire et la motilité paraît normale, ou du moins la différence entre le côté malade et le côté sain n'est pas telle qu'on puisse affirmer que tel muscle est atteint plutôt que tel autre. Ce malade a cependant une paralysie musculaire, puisqu'il voit double, et vous parviendrez toujours à déterminer le côté et le muscle paralysé en étudiant la diplopie. Mais, pour ne pas s'égarer, il faut procéder méthodiquement. Interposez donc un verre rouge devant un des yeux du malade, faites-lui fixer une bougie allumée ou, mieux encore, une fente lumineuse, et assurez-vous d'abord rapidement que la sixième paire et le muscle droit externe ne sont pas en cause. Le malade ne voit pas double de loin, mais seulement dans la vision rapprochée, il n'y pas de diplopie dans la moitié externe du champ du regard ou du moins celle-ci, si elle existe, n'est pas homonyme. Cela suffit ; les droits externes ne sont pas en cause, vous pouvez chercher du côté de la troisième paire.

Le malade ayant toujours le verre de couleur devant un œil, vous lui faites tenir la tête immobile, afin que les muscles du cou ne viennent pas faciliter la direction du regard vers tel ou tel point, vous tenez à la main un objet lumineux quelconque, tel qu'une bougie allumée, et vous engagez le malade à la suivre du regard et à vous avertir dès qu'il verra double.

Vous portez alors, vers la droite ou vers la gauche, la bougie ou la fente lumineuse tenue horizontalement à hauteur des yeux. Si l'un des muscles droit interne est parésié, on aura de la diplopie dès que la position de l'objet lumineux exigera, pour que cet objet soit fixé, plus d'adduction que n'en peut fournir le muscle. On reconnaîtra que c'est un adducteur qui est en cause à ce fait que la diplopie sera croisée, c'est-à-dire que, si le muscle droit interne de l'œil gauche est insuffisant, il extériorera la fausse image à droite de celle vue par l'œil droit et inversement. Les images ne seront pas inclinées, mais elles ne seront pas non plus exactement dans le même plan horizontal, et le malade vous dira que l'image vue par l'œil paralysé est placée un peu plus haut que l'autre, ce qui tient à ce que le droit interne du côté sain élève très légèrement la pupille, en même temps qu'il la porte en dedans ; cette action, très secondaire d'ailleurs, résulte du mode d'insertion du muscle à la sclérotique par un tendon dont la principale moitié se fixe au-dessus du méridien horizontal.

Passant ensuite à l'examen des élévateurs, vous portez progressivement en haut la bougie ou la fente lumineuse, tenue d'abord à hauteur des yeux, et vous engagez le malade à la suivre du regard. Il y aura ou non diplopie. Si l'œil suit la bougie aussi haut que vous pouvez l'élever sans voir double, c'est que les élévateurs sont intacts ; vous pouvez passer à l'examen des autres muscles. Dans d'autres circonstances, le malade verra double, et l'image fautive correspondant au muscle paralysé sera vue plus haut que l'autre.

en vertu de cette règle générale suivant laquelle l'image fausse est toujours projetée dans le sens de l'insuffisance musculaire. Vous en concluez qu'un des élévateurs est paralysé; mais lequel? Est-ce le droit supérieur (élévateur direct) ou le petit oblique (élévateur accessoire), ou bien encore sont-ils tous les deux atteints? On parvient à faire le diagnostic différentiel en tenant compte de ce qui est essentiel et de ce qui est secondaire dans l'action de ces deux muscles, et en se rappelant qu'à l'état normal l'action adductrice du droit supérieur dans l'élévation est corrigée par la force abductrice du petit oblique, et que, tandis que le premier incline en dedans le méridien vertical, le second l'entraîne en dehors, de façon que ces deux effets rotateurs se neutralisent dans l'élévation directe. Quand l'un des deux muscles est paralysé, ces actions accessoires, qui ne sont plus contrebalancées, deviennent manifestes et ajoutent à la diplopie verticale commune aux deux élévateurs, telle modification qui permet de dire avec sûreté lequel des deux muscles est atteint.

Supposons d'abord une paralysie du droit supérieur avec intégrité du petit oblique. La diplopie verticale ne tardera pas à se manifester dans la moitié supérieure du champ du regard, car, à lui seul, le petit oblique n'est qu'un pauvre élévateur qui joue un rôle bien secondaire quand on dirige le regard en haut. Le malade nous dira donc qu'il voit double presque aussitôt après que nous aurons élevé la bougie au-dessus de ses yeux. Mais l'action du petit oblique n'étant plus contrebalancée par celle du droit supérieur paralysé, à la diplopie verticale vont s'ajouter quelques caractères qui nous permettront d'affirmer que le faible mouvement d'élévation persistant est bien dû au petit oblique. Effectivement, ce muscle est, avant tout, rotateur en dehors du méridien vertical et, de plus, abducteur de la pupille. L'œil, en même temps qu'il s'élèvera, sera entraîné en dehors, et la diplopie sera non seulement verticale, mais encore croisée, comme cela survient chaque fois qu'un adducteur est paralysé et que la pupille est entraînée dans l'abduction par l'antagoniste. Il y aura donc diplopie croisée. Ce n'est pas tout; il y aura encore inclinaison de l'image déviée qui formera, avec l'image régulièrement projetée, un angle ouvert en haut. En résumé, si nous avons une paralysie du droit supérieur de l'œil gauche, et, si après avoir placé devant l'œil droit un verre rouge, nous faisons fixer une fente lumineuse que nous élevons progressivement, le malade verra bientôt : 1° sur la ligne médiane, par son œil droit sain, une fente lumineuse rouge dans le point où celle-ci se trouve réellement; 2° à droite de celle-ci, une image un peu trouble située un peu plus haut que la précédente et inclinée de façon que son extrémité supérieure soit la plus éloignée de la ligne médiane et que les deux images soient rapprochées par leur pied. Tandis que la diplopie verticale est liée à l'impuissance élévatrice et que le croisement des images tient à la perte d'une action adductrice, l'inclinaison de l'image résulte de la rotation du globe oculaire autour de son axe antéro-postérieur sous l'influence non contrariée du petit oblique. Dans l'espèce, la rotation s'est faite de dedans en dehors et la surface rétinienne, qui correspond normalement au méridien vertical, a été remplacée par un méridien secondaire plus ou moins incliné par rapport à l'axe vertical. Or, ces changements dans la position de la rétine se faisant à l'insu de notre cerveau, celui-ci raisonne comme si l'image s'était réellement peinte sur le méridien vertical de la rétine et attribue l'inclinaison à l'objet lui-même. Cette question de l'inclinaison des images est d'ailleurs fort difficile à rechercher en pratique et, pour obtenir des réponses nettes, il faut avoir affaire à des malades fort intelligents. En résumé, la paralysie du droit supérieur donne lieu aux phénomènes suivants :

1° Symptômes objectifs : Strabisme inférieur; strabisme un peu externe :

2° Symptômes subjectifs : Diplopie verticale (perte d'un élévateur); diplopie croisée; image inclinée en dedans (angle ouvert en haut).

Paralysie du petit oblique. — Nous trouvons ici un symptôme commun avec la paralysie du droit supérieur : la diplopie verticale, à laquelle s'ajoutent des caractères secondaires qui la différencient nettement : la diplopie homonyme et l'inclinaison de l'image en dehors. Tandis que, dans la paralysie du droit supérieur, la diplopie verticale apparaît dès qu'on a, tant soit peu, élevé l'objet lumineux, on ne fait naître les doubles images, lorsque le petit oblique est seul en cause, que dans la partie la plus élevée du champ du regard, et ceci se conçoit, puisque les mouvements d'élévation relèvent presque entièrement du droit supérieur, auquel le petit oblique n'apporte qu'un secours bien faible et qui n'est utilisable que dans les mouvements exagérés. La diplopie verticale sera donc très légère et le strabisme ne sera visible que quand on forcera le regard en haut. L'image fautive sera vue plus élevée que l'autre ; mais elle ne sera pas sur la même ligne verticale. Le petit oblique est un muscle abducteur. Lorsqu'il est paralysé, le droit supérieur, demeuré seul actif, et qui, lui, est légèrement adducteur, entraînera la pupille en dedans pendant les mouvements d'élévation et il en résultera une diplopie homonyme. Enfin, l'action du droit supérieur sur le méridien vertical n'étant plus neutralisée par l'influence contraire du petit oblique, ce méridien sera incliné en dedans. Il y aura donc inclinaison de l'image fautive en dehors et les extrémités supérieures des deux images divergeront. Donc, légère diplopie verticale, appréciable seulement dans les mouvements forcés d'élévation; diplopie homonyme avec inclinaison de l'image en dehors : voilà les principaux signes subjectifs de la paralysie du petit oblique. Du reste, rappelez-vous que le rameau qui innerve le petit oblique fournit la racine motrice du ganglion ophthalmique, et tient ainsi sous sa dépendance l'iris et le muscle ciliaire. Vous aurez donc fréquemment, avec la paralysie du petit oblique, de la mydriase et la perte de l'accommodation, qui pourront vous mettre sur la voie du diagnostic dans les cas difficiles.

Vous pouvez prévoir, d'après tout ce que je viens de vous dire, à quels symptômes donnerait lieu la paralysie simultanée des deux élévateurs. Nous n'aurions alors affaire qu'à de la diplopie verticale, mais celle-ci serait aussi prononcée que possible et apparaîtrait à la moindre tentative faite par le malade pour regarder au-dessus d'un plan horizontal passant par ses yeux. Par contre, on n'observerait ni inclinaison des images ni diplopie homonyme ou croisée, puisque ces éléments, surajoutés à la diplopie verticale, quand un seul des élévateurs est paralysé, sont purement et simplement la conséquence des actions accessoires et non contrariées du muscle demeuré sain.

L'examen des élévateurs étant achevé, vous procéderez de la même façon à l'analyse de la paralysie des abaisseurs, s'il y a lieu, c'est-à-dire s'il survient de la diplopie dans la moitié inférieure du champ du regard, preuve certaine de l'impuissance motrice d'un des abaisseurs (droit inférieur et grand oblique) ou des deux.

Si c'est le droit inférieur, le muscle étant l'abaisseur principal, la diplopie se manifestera aussitôt que l'objet lumineux aura été descendu quelque peu au-dessous d'un plan horizontal passant par les yeux, et la fausse image sera extériorée dans le sens de l'insuffisance musculaire, c'est-à-dire plus bas que l'image projetée par l'œil sain. De plus, par suite de la perte du droit inférieur, l'œil subit, quand il cherche à regarder en bas, l'influence non corrigée du muscle grand oblique qui est, il est vrai, un abaisseur accessoire, mais encore et surtout un muscle abducteur et rotateur en dehors du méridien vertical. La diplopie verticale sera donc combinée à de la diplopie croisée et à une inclinaison en dehors de l'image qui formera, avec l'image perçue par l'œil sain, un angle ouvert en bas.

Dans la paralysie du grand oblique, nous aurons, comme dans celle du droit inférieur, de la diplopie verticale; mais, vu la persistance d'action du droit inférieur, qui est le principal agent de l'abaissement du regard, cette diplopie n'apparaîtra que dans les mouvements forcés d'abaissement, vers les limites du champ du regard. Ici encore, l'image correspondant à l'œil paralysé sera vue plus bas que l'autre. Ce n'est pas tout, le grand oblique n'est plus là pour corriger les actions accessoires du droit inférieur qui, en même temps qu'il abaissera la pupille, l'entraînera un peu en dedans, tandis qu'il inclinera en dehors le méridien vertical. L'image fausse, dans la paralysie du grand oblique, sera donc vue non seulement plus bas que l'autre, mais encore en diplopie homonyme et inclinée en dedans, de façon à former, avec l'image régulièrement projetée, un angle à sommet supérieur.

Vous le voyez, Messieurs, qu'il s'agisse des élévateurs ou des abaisseurs, il existe un phénomène essentiel, constant, caractéristique: la diplopie verticale, telle que la fausse image est toujours déviée dans le sens de l'insuffisance musculaire. Puis, lorsqu'un des élévateurs ou un des abaisseurs est seul paralysé, l'autre demeurant intact, l'œil va subir, sans défense possible, l'influence fâcheuse des actions accessoires, qui entraîneront des modifications dans les caractères de la diplopie, la rendront homonyme ou croisée et inclineront l'image fautive de différentes manières. Quand les deux agents qui portent le regard en haut ou en bas sont paralysés simultanément, aucune de ces modifications secondaires ne se produit et la diplopie est purement verticale, c'est-à-dire que l'image fausse est projetée directement au-dessus ou au-dessous de celle perçue par l'œil sain et que de plus elle ne subit aucune inclinaison.

Une fois que vous aurez reconnu, par l'étude de la diplopie, à quelle variété de paralysie vous avez affaire, il faudra en déterminer le degré. Sachant donc que la déviation produite par un prisme est extériorée dans le sens de l'arête, il vous sera facile de trouver pour l'œil dévié un prisme d'un certain degré qui, incliné d'une certaine façon, neutralise exactement la diplopie. S'il faut, par exemple, pour obtenir la fusion des images, un prisme à base externe de 10°, on notera une insuffisance du droit externe égale à 5°, moitié de l'angle du prisme. De temps à autre, on renouvellera l'examen, et, d'après le degré du prisme correcteur nécessaire pour corriger la diplopie, on saura exactement quelle est la marche de la paralysie, si elle demeure stationnaire, si elle tend à s'aggraver ou si, au contraire, elle est en voie de guérison.

De même que le prisme peut servir à mesurer exactement le degré des déviations oculaires, nous possédons, dans le verre convexe, un excellent dynamomètre qui nous donne la mesure des paralysies accommodatives. Il suffit, tenant compte de l'âge du sujet et de l'état de la réfraction, de le faire lire à 25 centimètres et de noter le numéro du verre convexe qui donne des images nettes. S'il faut, par exemple, à un emmétrope âgé de 30 ans, et qui doit posséder normalement sept dioptries d'accommodation, c'est-à-dire pouvoir lire encore distinctement $100/7 = 14$ centimètres, s'il faut à cet homme pour lire à 25 centimètres, distance qui n'exige que quatre

dioptries d'accommodation, un verre convexe de 2D, nous dirons qu'il ne
possède plus que 2D d'accommodation qui, ajoutés aux deux dioptries four-
nies par le verre convexe, donnent les quatre dioptries nécessaires à un
emmétrope pour la vision distincte à 25 centimètres. Dans l'exemple cité,
le malade a donc perdu les 5/7 de son accommodation, puisqu'il ne lui
reste que deux dioptries sur sept dont il devrait disposer ; la force restante
de son muscle accommodateur sera donc représentée par la fraction 2/7. Il
serait facile de multiplier les exemples.

Tandis que la diplopie verticale et la diplopie latérale sont assez facilement comprises, j'ai remarqué que les commençants ont quelque peine à se
familiariser avec le sens de l'inclinaison des images consécutive à une
rotation défectueuse du méridien vertical et je vous engage à étudier ces
schémas, pour bien fixer vos idées. N'oubliez pas surtout cette loi physiologique en vertu de laquelle l'œil dévié, qui reçoit l'image des objets sur
un point de sa rétine plus ou moins éloigné de la macula, extériore ceux-ci
dans l'espace en des points diamétralement opposés à ceux impressionnés
sur la membrane sensible de l'œil : en haut, si la sensation lumineuse a été
perçue par la partie inférieure de la rétine. en dedans, si c'est la partie
externe, etc.

Sur le premier schéma, j'ai superposé à la rétine gauche la rétine droite

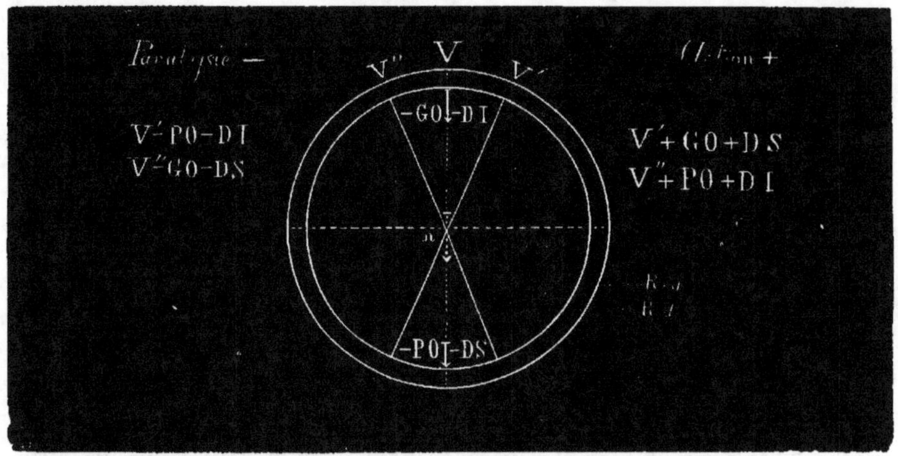

Les deux rétines superposées, a droite déviée sur la gauche normalement placée.
V Méridien vertical. — V' V'' Le même méridien incliné.
R. g. Rétine gauche. — R. d. Rétine droite.
Le sens des inclinaisons du méridien se rapporte à la rétine de l'œil droit.
GO = Grand oblique.
DI = Droit inférieur.
PO = Petit oblique.
DS = Droit supérieur.
n = Image normale sur la *macula* de la rétine gauche.

et les inclinaisons qui sont imprimées à son méridien vertical. Vous voyez que, sous l'action des muscles grand oblique et droit supérieur, le méridien vertical V s'incline en dedans vers V'. A l'état normal, cette tendance est neutralisée par l'action inverse des muscles petit oblique et droit inférieur qui attirent en dehors le même méridien vers V''. Qu'une de ces paires musculaires antagonistes vienne à être paralysée ou simplement affaiblie, aussitôt l'action des forces contraires deviendra prépondérante, et le méridien sera entraîné par les muscles sains : V s'inclinera vers V' dans la paralysie de PO ou de DI ; il se penchera au contraire vers V'' dans celle de GO ou de DS. Vous voyez en outre sur ce schéma trois flèches, dans la direction du méridien vertical : la flèche moyenne pointillée correspond à la macula de l'œil gauche, c'est-à-dire au point où doivent venir se former les images sur la rétine ; elle est renversée, car vous savez que les images sont renversées par les milieux de l'œil, avant de parvenir à l'écran rétinien. La flèche supérieure entre GO et DI représente l'endroit où viennent se peindre les objets dans la paralysie des abaisseurs, la flèche inférieure, le point de la rétine impressionné dans la paralysie des élévateurs. Supposons maintenant une paralysie du grand oblique. A côté de la diplopie verticale et homonyme, que nous comprenons déjà, comment allons-nous concevoir l'inclinaison de l'image ? A la suite de cette paralysie, V sera entraîné sans résistance par PO et DI vers V'', donc V' viendra prendre la place de V et l'image sera extériorée comme si elle avait réellement l'inclinaison primitive de V'. La pointe de la flèche occupera sur la rétine une position plus centrale et, projetée, sera vue assez près de l'image normale ; la queue de la flèche au contraire, correspondant à un point plus élevé et plus interne de la rétine sera vue plus bas et plus en dehors que la pointe et, en résumé, l'image sera inclinée en dedans.

Voilà un autre schéma représentant dans leur ensemble la projection des images paralytiques de l'œil droit dans leurs rapports avec l'image fovéale *N* extériorée par l'œil gauche normal. [Considérez la projection de l'image correspondant à la paralysie du droit supérieur : elle est supérieure, interne et inclinée en dedans. Or, quelle est l'action du droit supérieur ? Il est élévateur, adducteur et rotateur en dedans. (On pourrait faire un raisonnement semblable pour chacune des flèches.) Vous voyez donc que la situation et l'inclinaison de l'image paralytique répond absolument à l'action normale des muscles et que ceux qui inclinent en dedans le méridien vertical ont leurs images paralytiques inclinées en dedans, tandis que l'inclinaison des images en dehors correspond à la paralysie ou l'insuffisance des rotateurs en dehors. Ce schéma vous fait voir également la diplopie

homonyme dans ses rapports avec la paralysie des abducteurs (GO et PO)
et la diplopie croisée correspondant à celle des adducteurs (DS et DI).

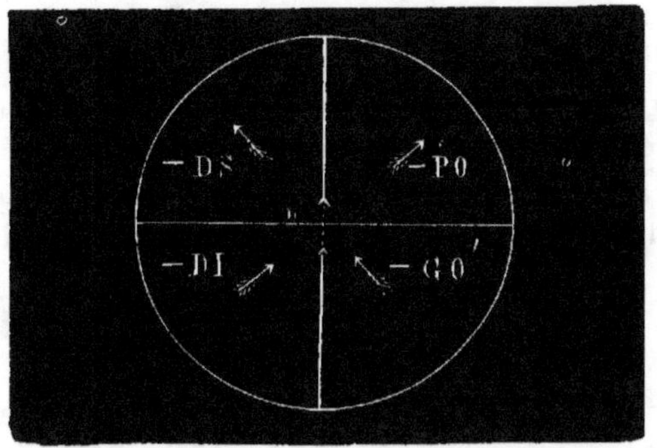

Projection des images paralytiques de *l'œil droit* dans leurs rapports avec l'image fovéale *n* de l'œil gauche normal.

DS = Droit supérieur.
PO = Petit oblique.
DI = Droit inférieur.
GO = Grand oblique.

Diagnostic du côté paralysé. — Si les malades faisaient toujours des
réponses précises, relativement à l'inclinaison des images, ce diagnostic
serait des plus faciles. Le sujet ayant un verre rouge devant un œil, il suffi-
rait qu'il déclare qu'une des images est inclinée pour qu'on sache tout de
suite quel est l'œil atteint, puisqu'un œil, dont la musculature est intacte, ne
projette pas d'images inclinées. Mais je vous l'ai déjà dit : en pratique, la
recherche de l'inclinaison des images est une tâche ingrate et souvent stérile, à cause de l'incertitude des réponses du sujet et le plus ordinairement
le malade se borne à vous dire qu'il voit deux images, l'une au-dessus de
l'autre, ou à côté l'une de l'autre, et séparées par une distance qu'il déter-
minera assez bien.

Si le malade n'accuse que de la diplopie latérale, le diagnostic sera assez
simple. Que les doubles images se montrent, par exemple, dans la moitié
droite du champ du regard, vous savez qu'un des deux muscles qui s'asso-
cient dans ce mouvement est paralysé. Mais lequel ? Est-ce le droit interne
de l'œil gauche ou le droit externe de l'œil droit ? La réponse est bien simple : si la diplopie est homonyme, c'est un abducteur qui est paralysé,
donc, dans l'exemple choisi, le droit externe de l'œil droit. Y a-t-il au contraire diplopie croisée, c'est un adducteur qui est en cause, par conséquent
le droit interne de l'œil gauche.

Mais, en l'absence de signes objectifs indiquant le côté paralysé, l'analyse devient plus délicate, quand on se trouve en présence d'une diplopie

verticale. En effet, dans le regard binoculaire, quatre muscles, deux de chaque côté, président à l'élévation de la pupille et un nombre égal à l'abaissement. C'est un attelage à quatre chevaux, parmi lesquels il faut déterminer celui qui boite. Les synergies musculaires viennent encore compliquer le problème et, par exemple, dans les mouvements d'abduction, d'adduction et d'inclinaison du méridien vertical, le muscle grand oblique, d'un côté, est congénère du droit inférieur du côté opposé; des synergies semblables unissent le petit oblique et le droit supérieur dans la vision binoculaire.

Pour arriver à un diagnostic exact, vous procéderez de la façon suivante, en présence d'une diplopie verticale :

Vous rechercherez d'abord dans quelle partie du champ du regard elle apparaît. Supposons qu'elle survienne quand vous faites diriger l'œil en bas : c'est un des quatre abaisseurs qui est paralysé.

Deux de ces abaisseurs sont en même temps abducteurs, les deux autres sont adducteurs; recherchez donc si la diplopie est homonyme ou croisée. Si elle est homonyme, vous n'avez plus qu'à songer aux muscles grands obliques; si elle est croisée, vous saurez que vous avez affaire à un droit inférieur.

Mais lequel? Le gauche ou le droit? Pour résoudre cette question, souvenez-vous qu'en raison de leur direction croisée par rapport à l'axe antéro-postérieur de l'œil, il existe, pour les deux muscles associés dans l'abaissement de la pupille, certaine position de l'œil qui leur permet, mieux que toute autre, de développer leur maximum d'action. Le petit oblique produira son effet abaisseur maximum, pendant que le regard se dirige en dedans, alors que l'axe antéro-postérieur de l'œil tend à devenir parallèle au plan de ce muscle. Pour la même raison, une légère abduction favorisera le fonctionnement du droit inférieur. Quand ce muscle est paralysé, la diplopie verticale s'accentuera dans l'abduction, position de l'œil très défavorable à la mise en jeu du grand oblique, abaisseur accessoire, et cette diplopie verticale ira diminuant à mesure que l'œil, se portant davantage dans l'adduction, permet au grand oblique de développer son action pour remplacer le droit inférieur paralysé. Le malade verra donc, s'il a une paralysie du droit inférieur droit, l'intervalle vertical qui sépare les images diminuer de droite à gauche. Cet espace se raccourcira, au contraire, de gauche à droite, si le muscle droit inférieur gauche est frappé. Dans la position primaire des yeux (regard dirigé directement en avant), il y aura entre les deux images une distance qui représentera la moyenne entre les deux extrêmes.

Le même raisonnement s'applique à la paralysie des grands obliques.

Si vous avez reconnu une paralysie des élévateurs, vous procéderez exactement de la même façon au diagnostic du muscle et du côté paralysé, en vous souvenant que la position du globe oculaire qui favorise l'action du droit inférieur est aussi celle où le droit supérieur détermine son maximum d'effet et que l'adduction facilite les mouvements d'élévation du petit oblique, comme les mouvements d'abaissement du grand oblique. Dans la paralysie du droit supérieur droit, à côté de la diplopie verticale et croisée, vous constaterez donc que l'intervalle qui sépare les images va en diminuant de droite à gauche, et l'espace qui sépare les images diminuera en sens inverse, c'est-à-dire de gauche à droite, s'il s'agit de son congénère du côté gauche.

Paris. — Imprimerie Alcan-Lévy, 18, passage des Deux-Sœurs.